腸のことだけ考える

星子クリニック院長・医学博士
星子尚美

ワニブックス

はじめに

私は乳がんになったことがあります。

しかし、今ではがんを克服して毎日元気に笑顔で過ごしています。

むしろがんになる前より、カラダも心も健康です。

その秘訣《ひけつ》は「腸」にあります。

私は乳がんになったことをきっかけに自分の生活習慣を見直し、腸を汚さない・きれいにする生活を送るようになりました。その経験を通じて確信したのは「腸をきれいにすると、心身ともに健康になる」という事実です。

腸をきれいにすることは、がんや糖尿病、脳梗塞《のうこうそく》、心筋梗塞《しんきんこうそく》などのカラダの病気だけでなく、うつ病などの心の病気にも有効な対策になります。さらには、老化を防ぐ効果まであります。

ちなみに、本書の執筆中には新型コロナウイルスが世間を騒がせていました。

一般的にウイルスは人から人へ感染して変異するため、専用につくられたワクチンや治療薬でも効きにくいことがあります。特に今回の新型コロナウイルスのように、研究が十分になされていない新しいウイルスに対して下手に薬を投与すると、変異を助長する刺激を与えてしまう可能性もあります。

そのように薬に頼ることが難しいウイルスに対しては、自分の免疫力を高めてウイルスがもたらす病気にかからないカラダをつくること、また、万が一病気になったとしても、それを治癒《ちゆ》できるだけの免疫強化を目指しておくことが大事です。

免疫力を高める一番の近道も、腸をきれいにすることです。

腸をきれいにすることが、なぜ心身のさまざまな病気に有効なのか、腸と免疫にどのような関係があるのかは、これから本書を読み進めるうちにおわかりいただけると思います。

ところで、みなさんは「センテナリアン（百寿者）」という言葉をご存じでしょうか。

１００歳以上の超高齢者を指す言葉です。

最近の研究では、元気で健康なセンテナリアンの方々の腸内細菌叢《そう》（いわゆる腸内フローラ）は、加齢しても老化しにくいことがわかってきています。

つまり、健康長寿の秘訣もまた「腸」にあるというわけです。

本書では、腸がヒトにとってどれほど大切な器官であるか、腸をきれにするとどれほど健康にすごい効果があるのか、腸をきれにするにはどうすればいいかを、私の経験を踏まえながら、紙面の許す限り紹介しています。

ぜひ本書を参考にして、今日からでも腸をきれいにする生活を実践してみてください。腸がきれいになれば、健康かつ幸せな気分で毎日を過ごせるようになります。他人に対する思いやりも生まれ、人生そのものが豊かになります。まさに一石二鳥どころか何鳥かわからないくらいのさまざまなメリットがあるのです。

本書がみなさまの健康で幸せな毎日の一助となれば、筆者として、そしてひとりの医師として、これ以上の喜びはありません。

星子クリニック院長・医学博士　星子尚美

第1章

すべての命は、腸にはじまる

第2章

こんなに怖い、腸の汚れ

第3章

もう腸を、汚さない

第4章 腸は、掃除できる

第5章 もっと、腸をきれいに

※本書のメソッドは著者独自のものであり、
効果・効用には個人差があります。
※事故やトラブルに関して本書は責任を負いかねますので、
あくまでも自己責任においてご活用をお願いいたします。
※本書のメソッドを行うことに心配や不安がある場合は、
専門家や専門医にご相談のうえお試しください。

第1章
すべての命は、腸にはじまる

健康の悩みは腸におまかせ

「腸がきれいなら、カラダと心の健康問題の大半は解決できます!!」

いきなりそんなことを言われても、みなさんにはなかなか信じてもらえないかもしれません。

でも、それはまぎれもない事実です。

腸がきれいであるということは、すなわち腸が健康な状態にあるということ。

腸が健康であれば、**免疫力がアップ**します。

なので、毎年のように猛威を振るうインフルエンザや世間を騒がせるような新しい感染症（最近の話題だと新型コロナウイルス！）への有効な対策になります。

また、**がんや心臓疾患《しっかん》、脳疾患などの大病にかかるリスクも軽減**されます。

さらに、精神的にも安定するので、**うつ病などの心の病気にもなりにくくなります**。

加えて、**肌ツヤもきれいになり、見た目も若返る**という**美容効果**まであります。

「カラダの健康や美容の話はともかく、腸と心の健康って関係あるの？」と思われた方もいらっしゃるかもしれませんが、近年の研究では、カラダの健康だけでなく心の健康にまで関係している腸のすごい力がどんどん明らかになっているのです。

腸をきれいにすると「ヒトが変わる」⁉

私のクリニックでは腸内洗浄（コロンハイドロセラピー）という治療を行っています。腸粘膜についているカビや重金属、腸内（大腸）に残っている宿便や腸壁のはがれた上皮などの老廃物、悪玉菌、死んだ細胞などを、38℃の殺菌済みの温水で洗い流すという治療です。

それだけ聞くと、「怖そう」「痛そう」「クサそう」……などと思われるかもしれませんが、安全性も確立されていて、まったく痛みはなく、不快な臭いもありません。また、薬品も一切使用していませんのでご安心ください。

ある日、その腸内洗浄をしてほしいと私のクリニックにひとりの患者さんがいらっしゃいました。とにかく便秘がひどいとのこと。

その方はもともと統合失調症を患《わずら》っており、お母さんに連れられて来院されました。初めてお会いしたときは、自分からはまったく言葉を発することなく、常にうなだれていて、非常に元気がない印象を受けました（初診時にはお母さんが息子さんのことをいろいろと詳しく説明してくださいました）。便秘に関しては、おそらく統合失調症の治療でたくさんの薬を飲んでいたことが原因ではないかと思われます。

カウンセリングをした結果、その方には腸内洗浄を行うために何度かクリニックに通っていただくことになりました。すると、腸内洗浄の回数を重ねるごとに、その方に劇的な変化がみられるようになったのです。

あれほど無口だった方がだんだんとよく喋るようになり、ニコニコと笑顔を浮かべるようにもなりました。はじめの元気のない印象はどこへやら、**腸内洗浄で腸の中がきれいになっていくのに比例して、どんどん元気で明るい性格に変わっていった**のです。

もちろん私は当時から腸のきれいさ（健康状態）と心の健康状態が関連することを知っていたのですが、これほど劇的に「ヒトが変わる」のはさすがに珍しく、私にとっても貴重な経験でした。

お肌のトラブルも腸の汚れが原因

腸内洗浄に関してもうひとり、印象的だった患者さんのエピソードを紹介させてください。

その患者さんは若い男性で、初診時にはアトピーと蕁麻疹《じんましん》による肌荒れがとてもひどい状態でした。昔からアトピーに悩まされていたそうですが、一時はステロイド薬でなんとか症状を抑えていたとのことです。

しかし、あるときから再び肌荒れがひどくなってしまい、いろんな皮膚科を受診したそうですが、いっこうに治りません。自分なりにいろいろと治療法を探しているうちに腸内洗浄に興味をもち、私のクリニックに来院されました。

結論から言うと、私はその患者さんに合計10回の腸内洗浄を行いました。すると、この患者さんも腸内洗浄の回数を重ねるごとにどんどん症状が改善され、最後にはすっかりきれいなお肌になっていました。

大腸の壁には重金属やカビなどがくっついていることがよくあり、これがアトピーやアレルギーの原因になっていることがあります。**腸内洗浄で大腸の壁にへばりついていた重金属が体外に出てきたらアレルギーが治った**という症例もあるので、この患者さんも同じようなケースだったと思われます。

若さと健康の秘訣は腸にあり！

心身の不調を訴える患者さんは共通して腸内が汚れています。言いかえると、腸内が不健康な状態です。粘膜にツヤがなく、赤っぽいところや黒っぽいところがあるなど色にもムラがあります。排泄《はいせつ》しきれなかった便が残っている場合もあります。

さらには、腸壁全体の柔軟性が失われ、硬くなっていることも多々あります。

こうした状態を放置すると、やはりポリープや大腸がん等の腸の病気になってしまいます。

反対に腸がきれいな方は、実年齢よりも見た目が若々しく、健康で元気に溢れています。その若々しさは健康がベースにあるので、高い化粧品などでごまかしているような外見だけのものではありません。健康だから顔色がよく、元気ではつらつとしていて、シワ・シミとともに少なく、ムダな贅肉《ぜいにく》もついていないのです。

まさに**「若さと健康の秘訣《ひけつ》は腸にあり」**です。

のちほど詳しく紹介していきますが、腸は本来ものすごい機能を備えた組織です。

しかし、腸内が汚れているとその本来の力を発揮できません。

だからこそ、腸の汚れが心身の不調の原因となるのであり、腸内洗浄できれいにすると驚くほどの劇的変化が起こるのです。

腸は不妊にも大きく関係している

にわかには信じがたい話かもしれませんが、実は腸内洗浄という治療法は5000年以上も前の古代エジプトでも行われていました。なんと古代エジプトの壁画には腸を洗う器具が描かれています。

また、中国医学やインドの伝統医学アーユルヴェーダの文献でも腸内洗浄はとても大事だという記載があります。

さらに、古代ギリシアの名医として有名なヒポクラテスも**「すべての病気は腸からはじまる」**という言葉を残し、健康にとって腸がいかに大切かを力説しています。

人類は太古の昔から腸が人間にとって大事な内臓器官だということをよく知っていたのです。

ちなみに、**腸内洗浄は子宮や卵巣の病気、不妊症にも効果**があります。

便秘は女性に多いことはよく知られています。便秘の女性は、宿便の重みで腸が本来の位置よりも下に落ちていることがあります。この位置の変化が腸の近くにある子宮や卵巣に悪影響を及ぼすのです。

腸内洗浄にはそうした腸の位置の変化を元に戻す効果があるうえに、腸の血流も良くなります。その結果、子宮や卵巣の働きが良くなってそれらの病気が治ったり、不妊症の改善につながったりするケースがみられるのです。

私の患者さんのなかにも、本来は不妊治療のために来たわけではないけれど、腸内洗浄をした結果、お子さんをさずかったという方が少なからずいらっしゃいます。

腸のきれいさをキープすることが大切

腸内洗浄をすると、腸のあちこちに残る便やこびりついたアカのような老廃物がきれいさっぱりなくなり、腸内が見た目にもきれいになります。

便秘が改善され、にきびや吹き出物が治まり、お肌もきれいになります。

これは単に腸の見た目の問題だけではなく、その人が健康であるかどうかが腸の様子からわかるということです。何度も言うように、やはり健康な方の腸はとてもきれいで、そうでない人の腸は汚れているということなのです。

腸内洗浄は腸をきれいにする一番手っ取り早い方法ですが、もちろん日々の食事や生活習慣の改善によっても腸をきれいにすることはできます。

逆にいくら腸内洗浄をしても、毎日腸を汚すような生活をしていてはあまり意味がありません。

腸のきれいさをキープできているということは、毎日の食事の内容が正しい（カラダに良い）ということを意味します。食べ物がきれいに消化・吸収され、不用なものは残らず排泄されているということです。

腸がきれいだと、吸収されたものはスムーズに体内で活用され、血液に乗って全身の細胞に届けられます。血液の状態も良くなり、動脈硬化も予防、あるいは改善され、心臓への負担も軽減されます。また、細胞の状態も良くなり、新陳代謝もスムーズになります。

このように腸がきれいだと、全身に好循環がもたらされて、健康状態が向上していきます。まさに腸という組織は、その人の全身の健康とそのままリンクしているのです

実は消化だけじゃない！腸が担う4大機能とは？

ここで腸についてもう少し詳しく説明したいと思います。

「理屈はいいから、はやく腸をきれいにする方法を教えてほしい！」という方もいらっしゃるかもしれませんが、これからきれいな腸を目指すなら腸という組織の仕組みを知っておいて損はありません。

さて、みなさんは腸がどのような組織かご存じでしょうか？

「消化器官、食べカスを排泄物に変える」
「小腸で栄養を吸収し、大腸で不要なものを排泄する」
「腸内細菌がたくさんいる」

どれも正解です。

しかし、それだけではありません。

先ほども少し触れましたが、実は腸は免疫や自律神経の働きとも深く関わっています。消化吸収、排泄を担う消化器官であるだけでなく、病気を未然に防ぐ「人体最大の免疫組織」でもあるのです。

また、腸は、食道、胃、小腸、大腸という消化器全体に張り巡らされた神経系（腸管神経系）と毛細血管系を統括し、そこから全身の健康状態を維持管理しています。

さらに興味深いのは、心の状態にも関わるホルモン生産に関係する内分泌器官でもあることです。

つまり腸は、消化器系であるだけでなく免疫系、自律神経系、内分泌系と4つの機能を担う組織だということになります。これまでカラダの諸器官が担っていると考えられてきたさまざまな機能が、実は腸によって担われていることがわかってきたのです。

小腸が脳に指令を送っている

一般的にヒトのカラダで司令塔としての機能を果たしているのは脳だと考えられています。

呼吸、食事、運動、思考、学習、睡眠――これまでヒトのあらゆる活動はすべて脳からの指令によるものだと考えられていました。

ところが最近の研究によると、小腸は脳からの指令を受けなくても、さまざまな活動と役割を果たしていることがわかってきました。むしろ逆に小腸からの指令によって脳が必要なホルモンを分泌したり、生理的な反応を促したりすることもあります。

つまり、**小腸のほうが脳に対して司令塔的な役割を果たしている**わけです。

そのため最近では、**小腸は「第2の脳」**などと呼ばれることもあります。実際に小腸の判断はヒトのカラダにとって正しく、脳より理にかなっていることが多いのです。

特に食道から胃、小腸、大腸に張り巡らされた腸管神経のネットワークは、数億個という膨大な神経細胞でできており、脳の指令を受けずに独立して働いています。万が一、事故などでヒトが脳死状態になっても、人工呼吸器などで酸素の供給を続ければカラダは活動を続けることができます。

通常、脳死になれば、たちまち心肺停止になってしまいますが、小腸は正常に機能することができます。心臓は脳の支配下にありますが、小腸はそうではないからです。

小腸は「第2の脳」？ むしろ「第1の脳」です

小腸の基本的な働きは消化・吸収です。

われわれは毎日さまざまな食べ物を複雑に組み合わせて食べています。

ご飯、パン、野菜、バター、牛乳、豆腐、醤油、味噌、果物、肉、魚、野菜……一日に2回、3回、あるいはそれ以上、多種多様な食べ物が口から胃を経《へ》て小腸に入ってきます。

その際、これらの食べ物が何であるのか、消化・吸収してもよいのかどうか、消化するにはどんな酵素が必要なのかを小腸は瞬時に判断しているのです。まるであらゆる物質のデータが小腸に備わっているかのようにそれは行われます。

では、なぜ腸にそんな高度な判断ができるのでしょうか。

その答えは、**生物進化の歴史**のなかにあります。

地球上に誕生した最初の動物には脳などありませんでした。神経系が備わった最初の生物は、イソギンチャクのような単純な腔腸《こうちょう》生物です。臓器と言えるものは腸だけしかありません。その腸が「栄養を摂り入れ、生き延びる」という生物の最も根源的な判断を行っていました。

つまり**腸は、太古の昔から生物の生命活動の根幹**であり、生きる知恵のルーツだったのです。

ところで、みなさんはヒドラという生物をご存じでしょうか。

ヒドラは筒状のカラダで、先端の穴が口、そして口のまわりに数本の触手が生えている1センチほどの生物です。沼や田んぼなどに棲《す》み、水草に付着してミジンコなどを食べています。

ヒドラは脳をもたず、筒状の胴体には腸しかありません。言うなれば腸だけの生物です。

単純きわまりない構造ですが、ヒドラの腸には口から取り込んだものが何であるかを検知するセンサーがあり、その結果を腸全体の細胞に知らせる情報伝達物質（ホルモン）を分泌します。すると、腸全体が反応して的確な消化・吸収が行われるのです。

この生物が、あらゆる動物の最も根源的な姿だとされています。

ここからすべての生物がさまざまな臓器、組織を派生させ進化していきました。脳という神経組織の塊が備わった生物が誕生するのは、そうした進化のずっとあとのこと。進化の果てにいるヒトも、腸の基本的なシステムはヒドラと同じものを受け継いでいるのです。

そのため小腸は、実際に入ってきたものが何であるのかを、瞬時に判断する能力を備えていると考えられています。

つまり**「はじめに腸ありき」**なのです。

腸は「第2の脳」どころか、むしろ「第1の脳」にあたります。現在の脳のほうが、腸に付随してあとから発達した臓器であったというわけです。

小腸の仕事に脳は関わっていない

みなさんもよくご存じの通り、腸は大きく小腸と大腸に分けられます。そして、小腸はさらに十二指腸・空腸・回腸、大腸は盲腸・結腸（上行《じょうこう》・横行《おうこう》・下行《かこう》・S状）・直腸に分けられます。

腸の全長は約7メートル。そのうち5・5メートルが小腸、1・5メートルが大腸です。

小腸のほうが圧倒的に長い理由は、小腸が消化吸収という働きの中心的な働きをしているからです。

私たちが普段食べる物は口の中で咀嚼《そしゃく》されて細かく砕かれ、消化酵素を含む唾液《だえき》と混ぜ合わされて胃に送られます。唾液にはさまざまな酵素が含まれていて、殺菌する力もあります。

胃に入った食べ物は胃酸や消化酵素で殺菌・消化され、ドロドロの粥状《かゆじょう》に変化します。

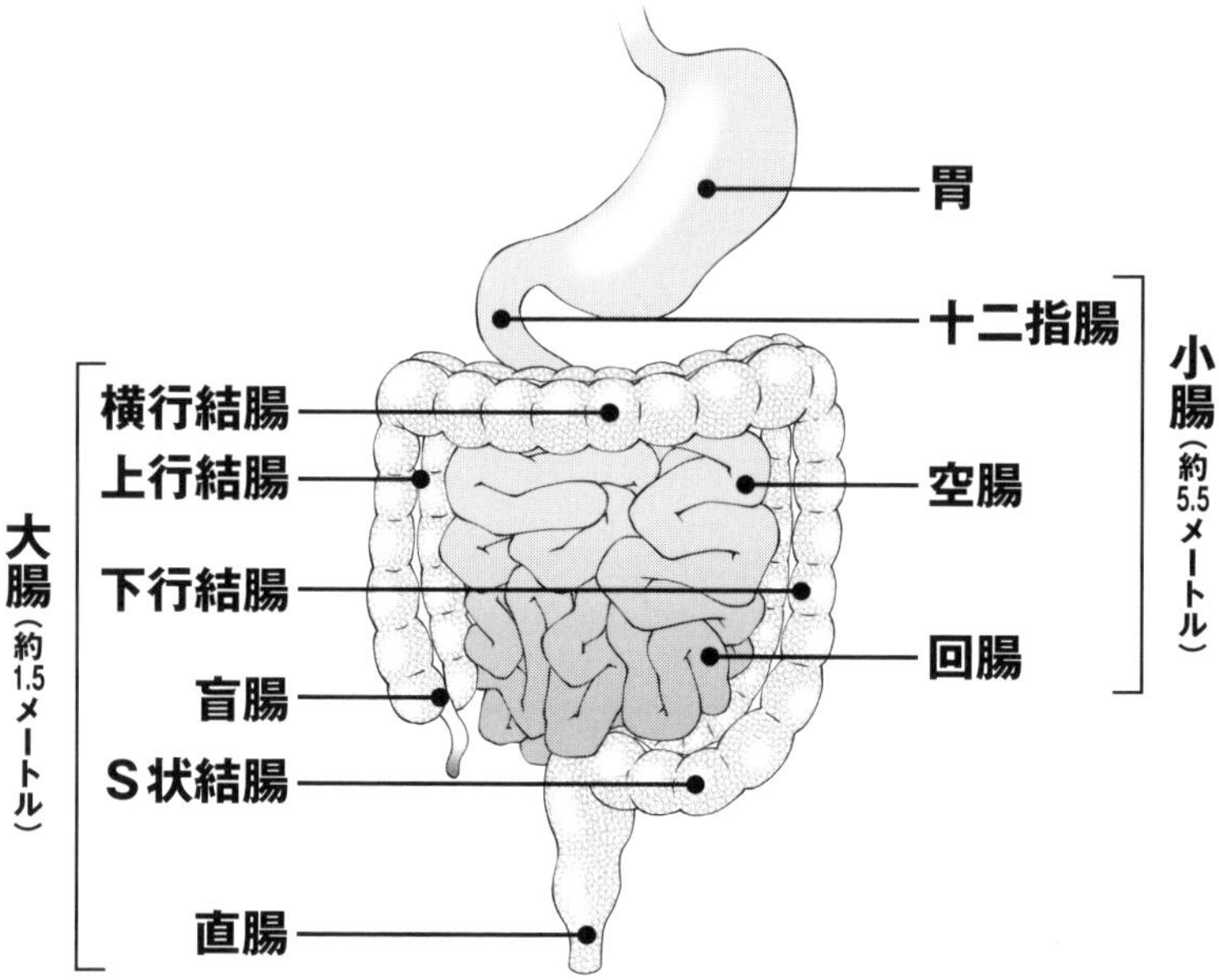

そして、粥状になった食べ物が小腸に入ってくると、小腸では食べ物を吸収できるようにさらに消化します。その際、小腸は自ら膵臓《すいぞう》や肝臓にホルモンを介して指令を出し、胆汁や膵液の分泌を促します。

これらの消化液と食べ物を混ぜ合わせ、さらに消化を進めると、食べ物に含まれていたたんぱく質はアミノ酸に、糖類はブドウ糖などの単糖類に、脂質は脂肪酸に分解され、栄養としてカラダに吸収されていきます。

この一連の働きに脳は関係していません。腸はあくまでも独自の判断でこのように働いているのです。

腸は人体最大の免疫器官

ブドウ糖、アミノ酸、脂肪酸、ビタミンなどの栄養分は、小腸に達するまでに粉砕され、消化酵素によって分解され、吸収されやすい状態になります。その栄養分の9割が小腸で、残り1割と水分が大腸で、それぞれの腸壁から吸収されていきます。

ところで、私たちは普段さまざまな種類の食べ物を口にしています。

吸収されるまでの過程でいくらしっかりと殺菌・消化しているからといって、はたしてそれらをすべて吸収しても大丈夫なのでしょうか。

もしかすると、そのなかには何か危険なもの——例えば赤痢菌《せきり》、コレラ菌、インフルエンザウイルスなどの病原体、ヒ素やカドミウムなどの有害な金属が交じっているかもしれません。

しかし、そこが腸のすごいところ。

腸は消化吸収だけでなく、免疫細胞による免疫組織でもあります。

腸内にはカラダ全体の60〜70%の免疫細胞が集中していると言われ、入ってきたものが食べ物かどうかを判断するだけではなく、それらが安全か危険かを見分けるセンサーが何重にも張り巡らされています。これを「腸管免疫」と言います。

まさに**腸こそ「人体最大の免疫器官」**なのです。

免疫システムの基本は「自己」と「非自己」を見分けることにあります。「非自己」つまり自分の一部でないものを排除するのが免疫システムの仕事です。

もちろん食べ物は私たちにとって異物なので「非自己」です。

「じゃあ食べ物も排除されてしまうのでは？」と思われるかもしれませんが、心配ありません。驚くべきことに腸管には、食べ物、栄養に対して免疫反応を起こさない独自の仕組みが備わっていて、有害なものと必要なものを見分けているのです。

この仕組みを「免疫寛容」と言います。

腸だけに備わった特殊な能力です。

毎日押し寄せる大量の異物を「必要なもの」と「有害なもの」とに仕分けし、「必要なもの」はそれぞれの特性に応じて消化・吸収し、「有害なもの」は排除する――こうした複雑で難しい仕事を、腸は毎日、しかも私たちの知らないうちに行ってくれているのです。

小腸が脳に命令する、嘔吐と下痢のメカニズム

前述の通り、小腸での消化・吸収の働きは小腸が独自に判断して行っていますが、時には脳が関わってくることもあります。

例えば食物に交じってO《オー》157のような細菌やウイルスなどの有害なものが侵入した場合、腸は前述の免疫システムによってその毒性を発見します。

小腸がそれを毒だと判断すると、神経ネットワークを通じて脳に指令を送り、腸壁から大量の水分を出して毒物を排泄しようとします。これが「下痢《げり》」です。

またあるときには、小腸が脳の嘔吐中枢《おうとちゅうすう》に指令を送ることもあります。すると脳はヒトに激しい吐き気をもよおさせるのです。胃の一番底がキュっと閉まり、内容物がそれ以上流れていかないようにしたうえで、胃の筋肉を動かして嘔吐を促します。

下痢や吐き気は苦しくてとても嫌なものですが、その多くは必要な現象です。毒物、あるいは「出したほうがいい」ものを上と下から体外に出すわけですから。

それにしても**下痢や嘔吐の判断を小腸がしていて、脳をコントロールしている**というのは驚きではないでしょうか。

腸はどうやって病原体などの外敵をやっつける？

病原体にとってほどよい温度や水分を持ったヒトのカラダは、生きながらえ増殖するには最高の環境です。特に微小なウイルスは、単体では生きられず、他者の細胞の遺伝子を利用しなければ増殖できません。

風邪やはしか、風疹、インフルエンザなどの感染症はすべてウイルスや細菌などの病原体が原因です。これらを免疫システムが殺傷、排除することで病気を防いでいます。大切なカラダを守るため、外からの「侵入者（病原体）＝外敵」は、即刻退治しなければならないのです。

病原体が食べ物に混じって口から体内に入ってきた場合、口腔、食道、胃と通過する間も唾液や酵素や胃酸などが殺菌力を働かせ、病原体を殺そうとしてくれます。そこをなんとかすり抜けた病原体が小腸に到達します。

この外敵を迎え撃つのが、人体最強の防衛軍である免疫細胞軍団です。カラダ全体の免疫細胞の数はなんと1兆個以上！ 先ほども言った通り、腸にはその60〜70％が集中しています。そして病原体の侵入とともに、これを撃退する戦いを繰り広げます。

腸内に病原体が侵入すると、腸壁内部の免疫細胞が危険を察知して殺菌作用のある物質を分泌させる命令を腸壁の細胞に出します。

腸壁の細胞はその命令を実行して病原体を撃退します。

また、腸壁にはパイエル板というリンパ組織があり、新しい免疫細胞に外敵のことを記憶させて、次に同じ敵が来たら最適な攻撃で撃退できるよう新人教育する機能まで備わっています。

こうして**腸が侵入してくる外敵にいつも備えてくれている**ので、私たちは毎日大量の食べ物（異物）を食べてもめったに病気にならず、健康でいられるわけです。

大腸にいる腸内細菌の数、知っていますか？

小腸で消化吸収された食べ物の残りは、その下の大腸に送られます。大腸は盲腸、結腸、直腸、肛門につらなる長さ約1・5メートルの臓器です。栄養成分の残りや水分の吸収、そして残りカスである便の排泄がその主な仕事です。

「ゴミを掃除するだけだったら、あまり大した仕事じゃないな」と思った方もいるかもしれませんが、とんでもありません。腸の最後の仕事を締めくくる大腸が正常に働かなければ、ヒトはどれほど健康を害し、病気まみれになってしまうかわかりません。

さて、食べ物の消化・吸収という大仕事を締めくくる大腸ですが、組織そのものの役割は水分と栄養の「吸収」のみです。栄養の「消化」は大腸本体に代わって腸内細菌が行います。

腸内細菌は最近よく注目され、その存在が世間にも広く認められてきました。彼らは、外部から入ってきて勝手に棲みついている侵入者とその仲間たち、つまり私たちにとっての「内なる他者」です。

その数はなんと100兆個以上！　種類にして数百以上！

地球の全人類より多い数の細菌が、私たちのお腹の中に棲みついているわけですから驚かされます。けれども、この細菌たちのなかには、私たちにとって非常にいい仕事をしてくれるものがたくさんいます。

それがいわゆる**善玉菌**《ぜんだまきん》です。

肥満を防止したり、がんを防いだり、糖尿病を改善したり、美貌の大敵であるシミやシワをなくしてくれたりします。こうした菌たちには、ぜひ長くお腹の中にいてもらいたいものです。

しかし、残念ながら腸内細菌は、そのようないい仕事をしてくれるものだけではありません。なかには今述べたこととは正反対の結果、つまり**肥満を招くもの、がんを引き起こすもの、老化を進めてしまうもの**もいます。

いわゆる**悪玉菌**《あくだまきん》です。

腸内細菌は大別すると、この善玉菌と悪玉菌、そして状況次第で善玉・悪玉のどちらにも変わる日和見菌《ひよりみきん》という3種類に分けられます。

私たちの腸壁の粘膜には、この腸内細菌たちがびっしりと生息し、同じ種類の菌たちで集まって棲み分けています。

それぞれに色や形が微妙に違っていて、その様子がまるでお花畑（フローラ）のように見えることから、**腸内細菌の群れを「腸内フローラ」**と呼びます。

内視鏡で見ると細菌群が叢《くさむら》のようであることから「腸内細菌叢《さいきんそう》」とも呼びます。

大腸内には1〜2キログラムの腸内細菌が棲んでいます。ちなみに、便はその3分の1が腸内細菌です。

難病治療でも活躍が期待される腸内細菌

現在、腸の研究とともに腸内細菌の研究も急速に進歩しています。

驚くべき機能を持つ細菌が発見されたり、細菌を難病治療に活かす試みが進められたりしています。

腸内細菌が分泌する物質のなかには、インスリンの効きを高めて糖尿病を改善したり、骨密度を高めて骨粗鬆症《こつそしょうしょう》を防いだりするものも発見されています。

これを応用した治療が世界各地で行われており、健康な人の便に含まれている腸内細菌（腸内フローラ）を取り出して病気の患者に移植する「糞便《ふんべん》移植」も注目されています。

例えば肥満症の人にやせた人の腸内細菌を移植してダイエットを成功させたり、全身に痛みや不調が起こる難病患者に健康な人の腸内細菌を移植して治癒《ちゆ》に導いたりと、驚くべき成功例が報告されています。

腸内細菌は、ヒト由来ではないのがミソです。

例えば、ヒトのカラダではつくれないビタミンKやビタミンB群を合成したり、免疫細胞を活性化させて病気を未然に防いだりします。

私たちの腸に備わっている強力な腸管免疫は、腸内細菌のサポートがあればこそなのです。

幸せホルモン「セロトニン」も腸でつくられる

ヒトが幸せな気持ちや心の落ち着きを感じているとき、脳内ではさまざまなホルモンが分泌されています。有名なところでは**「幸せホルモン」と呼ばれるセロトニンやドーパミン**があります。これらのホルモンは嬉しいとき、楽しいときに分泌され、やる気を高めたり、心の平穏を助けたりしていることがよく知られています。

なかでもセロトニンは、不足するとうつ病を発症すると言われており、ストレス社会に生きる現代人にとっては特に重要な物質です。

最近の研究では、セロトニンはなんと全体の90％が腸管でつくられていることが明らかになりました。ちなみに残りの10％の内訳は、血液中の血小板が8％、脳内の神経が2％です。

セロトニンは腸内でトリプトファンというアミノ酸から合成されるのですが、そこでも腸内細菌が関わっています。

腸でのセロトニンは蠕動《ぜんどう》運動を促す働きをしています。同じセロトニンが、脳では精神を高揚させ幸福感を誘うのですから不思議ですね。

なにより不思議なのは、そのように心の状態を左右するセロトニンが腸でつくられているという事実です。

つくづく腸とは偉大なものだと思います。

でもその偉大な力を発揮するためには、腸がきれいで、健康でなければなりません。

先ほども述べた通り、腸が健康な人は全身が健康で、若々しくはつらつとしています。

快食・快便で栄養状態が良く、お肌もプリプリしています。栄養状態が良いのでお肌の新陳代謝がよく、シミやシワもできにくいのです。

もちろん肥満にはなりません。

腸によって栄養が脳まで十分送り届けられれば、幸福ホルモンも十分つくられ、笑顔で生き生きしていられます。

では反対に腸の健康管理をおろそかにしてしまったり、腸を汚したりしてしまうとどのようなことが起こるのでしょうか。

はっきり言って、現代人はかなり腸が汚れやすくなる環境で生きています。腸のことを普段から意識して生活していないと、腸はすぐに汚れてしまうのです。

では、腸が汚れるとどのようなリスクがあるのでしょうか。

次章では腸の汚れがもたらす怖さについて詳しく見ていきましょう。

第2章

こんなに怖い、腸の汚れ

カラダに取り込まれた酸素が老化をもたらす

私たちにとって老化は避けられない現象ですが、そのスピードには個人差があります。それはおそらくみなさんも身のまわりの人たちを観察するなどして、なんとなく実感しているのではないでしょうか。

前章でも見てきた通り、**私たちの心身の健康と若さを左右しているのは腸**です。腸内環境の良し悪しが私たちの老化の速度を決めると言っても過言ではありません。がんや糖尿病、動脈硬化などの生活習慣病も、認知症やうつ病、アレルギー疾患なども、腸内環境に大きく左右されるのです。

腸がきれいで、健康だと、それらをはじめとするさまざまな病気を遠ざけ、心もカラダもそしてお肌も健康で若々しくいられます。

逆に腸が汚れていて不健康であれば、便秘が続き、腸内細菌も悪玉に偏ってバランスを失います。その結果、さまざまな病気を招いて全身の健康状態が悪くなり、心身ともに衰え、老化が進みます。

私たちの健康と若さと美しさを阻害するものの代表選手が、腸内で発生する「活性酸素」です。

私たちの生命維持に不可欠な酸素分子は、呼吸によって体内に取り込まれると、その一部が活性酸素に変化します。活性酸素は電子が欠けて不安定な状態にあるため、安定を求めて他の物質の電子を奪おうとします。

この**電子を奪うという行為によって起こる現象が「酸化」**です。

活性酸素によって電子を奪われた物質は「酸化する＝サビる」、つまりダメージを負ってしまいます。それが老化の原因であり、活性酸素によってカラダの組織や細胞がサビてしまうわけです。

活性酸素は細胞伝達物質や免疫機能として働き、殺菌などで活躍することもあります。しかし、一方で過剰に生み出されると臓器、血管、細胞とヒトのカラダのあらゆるものを酸化させ、傷つけ、劣化させて老化を促進します。また、がんや心血管疾患、生活習慣病などのさまざまな病気の原因にもなります。

腸で大量の活性酸素が発生している

活性酸素は生活習慣病のほとんどの原因、あるいは要因と言われ、日焼けからがん、その他の生活習慣病まで、さまざまなトラブルや病気を引き起こすことがわかってきました。そのため活性酸素の害からいかに身を守るかが、病気を防ぎ、健康を維持・向上させるための、あるいは美容のための大きなポイントだと言えます。

しかし活性酸素は、酸素のあるところには必ず自然発生するものなので、「発生」そのものを防ぐことは不可能です。

ヒトは一日に約500グラムの酸素を呼吸によって体内に取り入れています。その酸素は、われわれが食べた食物（有機物）を体内で燃焼させ、エネルギーをつくるために消費されます。**酸素そのものは私たちの生命維持に必要不可欠**なものですから、それをカラダに取り入れるのはいたしかたありません。

呼吸によってカラダに取り入れられた**酸素のうち、約2％が活性酸素になる**とされています。２％と聞くと意外と少ない印象を受けるかもしれませんが、活性酸素が発生するのは60兆個あるとされるヒトの細胞においてですから、ミクロのレベルでは相当な量です。

そしてカラダのなかでも、特に腸で発生する活性酸素は最大の問題です。

第1章でもご紹介したように、腸は複雑かつ膨大な仕事を行う臓器です。エネルギー消費量が多い部位ほど酸素を使うので、その分やはり活性酸素も大量に発生してしまいます。栄養を吸収する際に活性酸素が発生することもあれば、外敵が侵入した際に免疫細胞が活性酸素を発生させて外敵を排除するケースもあります。また、腸内の悪玉菌も活性酸素を大量に発生させます。体内で発生する活性酸素の約90％は腸内で悪玉菌がつくっていると言われています。

腸内で発生する活性酸素をどうするかは、全身の健康に関わる問題なのです。

食べ物で腸の働きはまったく違う

現代の日本人の腸は、今大きな問題を抱えています。われわれの健康を支える要《かなめ》ともいえる腸が、有害物質や活性酸素で非常に汚れやすい環境にあるからです。

なかでも最も影響があるのは食事です。

私たちが普段どんなものを食べているかで、腸の状態は良くも悪くもまったく違ったものになります。

具体例を挙げてみましょう。

次の3つのうちで最も腸に負担がかかる食事はどれでしょうか。

① ご飯やパンなどの炭水化物（糖質）の多い食事

② 肉や乳製品など動物性脂肪の多い食事

③ 豆や野菜など食物繊維の多い食事

すでにご存じの方も多いかと思いますが、最も**腸に負担がかかる**のは、②の**「肉や乳製品など動物性脂肪の多い食事」**です。

牛肉、豚肉、鶏肉などの肉類や牛乳、バター、チーズなどの乳製品、サラダオイルやビーフシチューなどたっぷり油を使った食事は、戦後日本で急速に普及しました。戦前の日本人がほとんど口にしなかった洋食が、今や若い世代ばかりでなく全世代にとって定番の食事になっています。

日本人は古来、穀物、野菜、豆類を多く食べ、魚をたまに食べるくらいの**菜食中心の食事**をしてきた民族です。

急速な食生活の変化が現代の日本人の消化器、特に腸にとって大きな負担になっているのです。

動物性の脂肪やたんぱく質は悪玉菌の大好物

バターや肉の脂身を想像していただくとわかりますが、動物性の脂肪は常温では固まっています。それらを食べると、体温37℃くらいのヒトの体内でなんとか溶けはしますが、サラサラではなくドロっとした状態で留まります。

ヒトの消化器には脂肪の分解を行う酵素もありますが、動物性の脂肪は消化・吸収に時間がかかり、長く腸内に留まるのです。

これら動物性の脂肪やたんぱく質を待ち構えているのが、大腸に棲みついている腸内細菌たち、なかでも大腸菌やウェルシュ菌などのいわゆる悪玉菌たちです。

悪玉菌たちは動物性の脂肪やたんぱく質が大好物なので、それらを食べては増殖し、アンモニア、インドール、スカトール、アミン、硫化水素など、いかにも悪臭がしそうなガスを生成します。

「クサい」だけならまだマシかもしれません。

しかし「クサい」のはこれらの物質の毒性を反映しています。

実際、これらのガスは有毒です。

これが腸壁から吸収されると血液に乗って全身に運ばれ、細胞を傷つけます。

例えば**アンモニアは強いアルカリ性物質**であり、柔らかい腸壁の粘膜を傷つけます。**アミンは有名な発がん物質**です。**硫化水素**にいたっては、**吸い込むと死にいたる**という有毒ガスです。

もちろん、日常的な発生量は命に関わるほどではありませんし、ヒトの消化器にはこうした物質の毒性を中和する働きがあります。そして、野菜や豆類、果物など食物繊維やビタミン類が豊富な食べ物を一緒にたくさん食べれば、やはりそれらの毒性は中和されるので、大きな問題にはなりません。

ただし食事内容や生活習慣によっては、そんな恐ろしい有毒物質が毎日のように発生することになり、それが血液に乗って全身に回ってしまうのです。

現代人の偏った食事が腸内環境を悪化させている

腸内細菌や腸内環境に関する注目度は世界的に高くなっています。

というのも、今日では日本人だけでなく、先進国全般で食事が肉や乳製品など動物性のものに偏る傾向が強く、腸内環境が悪化しつつあるからです。

テキサス大学の研究で、人類の進化と腸内細菌の変化の相関関係を調べて発表したものがあります。

同大学の研究チームは、世界各地の類人猿（チンパンジー、ゴリラ、ボノボ等）とアメリカ人、ヨーロッパ人、ベネズエラの熱帯雨林の原住民、アフリカはマウイ共和国やタンザニアの人などの便を収集し、それぞれの腸内細菌を調べました。

その結果、類人猿にも人間にも同じ腸内細菌が棲んでいること、しかし細菌の構成比が大きく異なること。そしてヒトでは、先進国の住人とそうでない地域の住人では大きな違いがあることがわかったそうです。

その大きな違いとは、腸内細菌の数です。

先進国の住人ほど腸内に棲んでいる細菌の数が少なく、また減少し続けていることがわかりました。しかも、都会に住むほどその傾向は強くなるようです。

腸内細菌についてはまたのちのほど詳しく説明します。ただ、腸内細菌はもちろん善玉菌優位であることが重要ですが、なるべくたくさんの種類の細菌がいるほうがよいのです。

腸内細菌の種類が豊富で多彩な仕事をしてくれることが、肥満や糖尿病やがんなどの病気を防ぎ、私たちの健康につながります。なかにはそうした病気を誘発する細菌もいますが、腸内細菌のバランスが良ければ問題ありません。

食生活の違い、そして生活習慣の違いは腸内環境に如実にあらわれます。

やや大ざっぱに言ってしまうと、**レトルト食品や加工食品、外食など**、楽でお手軽なものやおいしいもの（本当の意味での「おいしさ」ではないですが！）ばかり食べていると**腸内環境は悪化**する、ということが全体的な傾向として言えると思います。

ちなみに、農薬まみれの食材や抗生物質の乱用も、腸内環境を悪化させます。

活性酸素とがんの関係

最近では、**がんと活性酸素の関係**はよく知られていると思います。

活性酸素は細胞のがん化、増殖と深く関わっており、がんのあらゆる段階で悪化を促進させています。

がんは正常な細胞が遺伝子の突然変異によってがん化することではじまります。

この遺伝子に傷をつけて配列を狂わせるのが活性酸素だと考えられています。

と言っても、ある日突如として「活性酸素」という新しい物体が細胞に入り込むわけではありません。もともと細胞内には酸素によってエネルギーをつくり出すミトコンドリアという微小な組織があり、活用する酸素の一部が常に活性酸素に変化しているのです。しかし、そんな日常的なレベルの「傷」は、普通は体内の除去システム（がん抑制遺伝子、抗酸化物質）によって修正されます。

しかし活性酸素の量が多すぎたり、抗酸化物質の減少、老化などで修正しきれなくなったりすると、細胞ががん化してしまいます。

細胞にはあらかじめ寿命があり、自然死するメカニズムが備わっているのですが、がん化とともにそのメカニズムを書き込んだ遺伝子が破壊されると言います。自然死できない細胞は無限に増殖し、本格的ながん細胞へと変異してしまいます。

さらに活性酸素は、細胞壁などを破壊し炎症を引き起こします。炎症が繰り返し起こると修復作業が繰り返されることになり、これも遺伝子の傷、がん化の引き金になります。

なお、体内で活性酸素が発生する原因には、主に次のようなものがあります。

●悪玉菌が優勢になる油分の多い食べ物
●食品添加物・加工食品
●農薬まみれの食材
●薬剤
●ストレス
●紫外線
●電磁波

●**大気汚染**
●**飲酒**
●**喫煙**
●**運動不足・過度の運動**

まさに現代人をとりまく生活環境そのものですね。

現代人の腸は発がん物質まみれになりやすい

がんという病気には社会や環境の変化の影響が強くあらわれます。

例えばひと昔前までは、日本人のがんで一番多いのは胃がんでした。原因は、塩分の過剰摂取とヘリコバクター・ピロリ菌などによる水（井戸水）の汚染です。減塩運動が進み、上水道が完備された今日においては、胃がんは減少傾向にあります。

これに代わって増加したのが大腸がんや乳がん。大腸がんは女性のがん死の1位、男性のがん死の3位です。**原因は食生活の欧米化**と言われています。

日本人の食生活が大きく変わり、現代人は肉や乳製品の多い洋食を好んで食べるようになりました。

これまで述べてきたように、動物性（といっても魚ではなく獣肉）の脂質やたんぱく質の多い食事は消化吸収に時間がかかり、腸に大きな負担がかかってしまいます。便秘も起こしやすくなります。

そして、こうした食品は腸内でも特に悪玉菌が好み、大腸菌やウェルシュ菌などが消化する際にさまざまな有害物質を生成します。また長く腸内に留まることで酸化が進み、栄養成分としても劣化していきます。

食品の酸化と滞留、便秘、悪玉菌の増加、有毒物質の生成、これらとともに起こるのが活性酸素の大量発生です。

活性酸素の約90％は腸内の悪玉菌によって発生しています。

こうして腸内環境が「発がん物質まみれ」の状態になっていくのです。

大腸でがんが発生しても、自覚症状はあまりありません。

また腸のどこにがんができるかによっても異なります。

血便が出たり、がんが便通を阻害して便秘になったりするといった症状が出るのは、がんがかなり大きくなってからのことです。また血便は痔《じ》と間違われやすく、がんの発見が遅れやすくなる要因のひとつです。

ちなみに、大腸がんの標準治療は手術です。がんの組織をいかにきれいに取りきるかが治療の成否を決めます。大腸がんは、抗がん剤や放射線による治療効果があまり期待できないとされています。なので、手術の成否に結果が左右されやすいのです。

乳がんは食生活と活性酸素が大きな原因

最近、日本人女性で増加しているもうひとつのがんが、乳がんです。

統計によると、1970年代に1万人ほどだった患者数が、1990年代には3万人と約3倍に急増しています。

原因はいくつかありますが、ひとつは大腸がんと同様、食事の欧米化です。

特に動物性の脂肪摂取が影響しているようです。

乳がんの発生には女性ホルモンの一種、エストロゲンが関わっていますが、このホルモンは卵巣だけでなく脂肪組織からも分泌されているため、体脂肪の増加はリスク要因です。

また乳がんは仕事を持つ女性、都市部の女性に多いことから、精神的ストレスによって腸内環境が著しく悪化することからくるホルモンバランスの悪化が発症に関わっているようです。

何度も言うように、動物性の脂肪摂取の増加は腸内環境を悪化させ、全身に届けられる栄養成分を酸化、劣化させます。

また腸内だけでなく、カラダの各所で大量の活性酸素を発生させ、細胞および遺伝子を損傷してがん化させます。

さらにストレス等の生活習慣ががん化を促進します。

大腸がんと同様に乳がんも、原因はかなりはっきりしています。だからこそ防ぎうるがんなので、まずは腸内から対策をしっかりとしていきたいところです。

腸内細菌のバランスが狂うとインスリンの効き目が悪くなる

大腸がん、乳がんだけではなく、腸内環境の悪化は多くの生活習慣病と関係があります。糖尿病はその代表的な病気と言っていいでしょう。

この病気のカギとなるのが膵臓のβ細胞から分泌されているインスリン。細胞がブドウ糖を取り込むために働くホルモンです。

糖尿病になるとインスリンが減少、あるいは細胞がインスリンをうまく受け付けなくなって（インスリン抵抗性）、ブドウ糖が血中にダブつくようになります。

これがいわゆる高血糖です。

ダブついた糖は次第に体中で悪さをするようになり、壊疽《えそ》や腎症、網膜症など恐ろしい合併症を引き起こします。

最近の研究によると、糖尿病患者の場合、高脂肪の食品が腸内細菌のバランスを狂わせ、有害物質を生み出していること、また本来は腸内にしか生息しない腸内細菌が血中に漏れ出ていることがわかってきました。有害物質も腸内細菌も全身を巡りながら慢性の炎症を引き起こし、細胞におけるインスリン抵抗性を高めている——つまりインスリンの効き目が悪くなり、糖の取り込みができづらくなっていることがわかっています。

一般的に糖尿病は、過食による肥満に関係していると思われていました。昔から贅沢《ぜいたく》病などといい、おいしいものの食べすぎが原因ではないかというわけです。実体はそれほど単純ではありませんし、やせ型でも糖尿病になる人はいます。しかし、高脂肪食が糖尿病の症状を引き起こしているのは、ひとつの事実のようです。

脳梗塞、心筋梗塞も腸の汚れから生まれる

厚労省の人口動態統計（２０１８年）によると、日本人の死因の１位は悪性新生物、つまりがんです。２位が心臓疾患、３位が脳血管疾患、４位が肺炎です（※老衰を除く）。

がんは１９８１年以来、独走の１位。今後も当分変わりそうにありません。

2位の心臓疾患と3位の脳血管疾患は、心臓と脳という別々の臓器ではありますが、ともに血管の病気であり、動脈硬化によって発症します。この2つを合わせると死因はがんとほぼ同数です。脳や心臓の動脈硬化とは、脳卒中や心筋梗塞《しんきんこうそく》などのことです。

若い頃の血管は、しなやかで伸縮しやすく、心臓から押し出される血液を全身の細胞にスムーズに運びます。そこには酸素や栄養分がたっぷり含まれていて、細胞の新陳代謝が行われます。

しかし40代、50代になると、血管の内側にはコレステロールや中性脂肪などがたまり、血管内部が狭くなります。コレステロールは脂質の一種で、本来は細胞の材料になる物質です。しかし、量が多すぎると血管壁にこびりついたり潜り込んだりして血管を傷つけます。また、活性酸素によって酸化し、過酸化脂質となって血管を劣化させていきます。

こうして血管は次第に硬くてゴワゴワした状態になり、血栓をつくったり、破れたりしてきます。

これが動脈硬化です。

動脈硬化が脳で起これば脳梗塞に、心臓で起これば心筋梗塞になります。

最近は健康診断で早い時期から初期の動脈硬化の診断がなされるようになりました。しかし、それでも脳梗塞や心筋梗塞の死者は減っていません。

それはやはり動物性の脂質をたくさん摂るようになり、食物繊維の多い日本食を食べなくなったこと、つまり腸内環境が悪くなっているのが大きな原因と考えられています。

加えて喫煙、不規則な生活、ストレス、運動不足などで活性酸素が大量に発生し、腸内細菌のバランスも悪くなっているからです。

前述の通り、腸内環境が悪化すると、悪玉菌が生成する有害物質や、本来腸にしかいないはずの腸内細菌が血管に漏れ、慢性的な炎症を引き起こします。それもまた動脈硬化の原因になります。

脳の健康は腸と深く関係している

腸内環境は血管疾患以外の脳の健康にも影響しています。

第1章では、小腸が脳に指令を出していることや、小腸が脳からコントロールを受けず独自に判断して働いていることを紹介しました。

一方、大腸に関しては、神経系やホルモン等を通じて脳と密接に情報伝達を行っていることが明らかになり、最近では「腸脳相関」（「脳腸相関」ともいう）という言葉も使われるようになっています。

うつ病になると「幸福ホルモン」と呼ばれるセロトニンが脳内で非常に少なくなることが知られています。

セロトニンを生成するには、その前駆物質（前段階の物質）であるトリプトファンから転じた５－ＨＴＰが必要です。

また、同じく「幸福ホルモン」と呼ばれ、心地よさや意欲、やる気をもたらすドーパミンの生成には、前駆物質フェニルアラニンが必要です。

他にも、睡眠、安心感をもたらすＧＡＢＡ《ギャバ》の生成には前駆物質グルタミンが必要です。

それらの物質は腸から供給され、腸内細菌がその生成を担っています。

そのため、腸内環境が悪化してしまう（悪玉菌優位になってしまう）と脳や心の健康にとっても良くない結果を招くことになるのです。

アレルギー疾患を引き起こすのは腸内細菌のバランスの乱れ

最近ではアレルギー疾患にかかる人も急増しています。

食物アレルギー、アトピー性皮膚炎、喘息《ぜんそく》など、なんらかのアレルギー疾患にかかっている子供は約40％もいます。大人は3人に1人が花粉症だそうです。

アレルギー疾患急増の原因は生活環境の変化と言われています。

ということは、生活環境によって左右される腸内環境の変化もやはり大きな要因としてそこに関わっています。

先ほども述べましたが、先進国の住人、特に都会人は腸内細菌の種類が減っているという研究があります。それは日本においても同様ですが、特に最近は腸内細菌の種類が少ない子供が多く、アレルギー疾患になりやすいことがわかってきました。

理由は**衛生的すぎる生活環境**にあります。

つまり、子供を雑菌から守りすぎだというわけです。

確かにひと昔前に比べると、最近ではなにかにつけて「こまめに殺菌しろ」「抗菌グッズだ」と菌に対して神経質になって子育てをする風潮が社会に広まってきました。そのため、子供が体内に多様な微生物を取り込む機会も減ってしまったのではないかと言われています。

ヒトは多様な微生物に接触することで、その一部を腸内細菌として体内に取り込みます。そして、それが免疫の記憶になります。そうやってヒトは免疫力を高めているのですが、現代人、特に今の子供たちにはその機会があまりに少ないようです。結果、腸内細菌の種類が不足し、バランスがとれず、無害なものにまで過剰《かじょう》反応するアレルギー疾患が増えていると考えられます。

また風邪などの感染症治療に使われる抗生剤も、腸内細菌を殺してしまうことが問題になっています。腸内細菌のなかには、過剰な免疫反応を抑える細胞を育てるものもあります。そうした多種多様な細菌がいることでヒトの正常な免疫力は成立します。

ところが乳幼児の頃から抗生剤を頻繁に使っていると、免疫反応に偏りが生じ、アレルギー疾患を発症するのではないかと言われはじめています。

何ごとも「過ぎたるは及ばざるがごとし」。それは医療においてもあてはまる言葉なのです。

第3章

もう腸を、汚さない

腸内環境を改善して老化を遅らせる

この章では腸をきれいにしていく準備として、これ以上腸を汚さないための知識や「避けるべきこと」を中心に紹介していきたいと思います。今日からでもできることがたくさんあるので、ぜひ日常生活に積極的に取り入れてください。

さて、現代人の腸が食事や生活習慣が原因で非常に汚れやすい環境にあることは前章で見てきた通りです。腸が汚れて腸内環境が悪化すると、カラダの組織・細胞の老化を促進する活性酸素が大量に発生し、脳も含めた全身の健康に悪影響を及ぼします。

体内で発生する活性酸素の90％は腸内の悪玉菌によってつくられています。

ということは、腸内環境を改善して腸内細菌のバランスを整えれば、活性酸素の発生を最少にすることができます。そうすればさまざまな病気を防ぎ、老化の速度をゆるやかにすることも可能だと言えます。

おならや便の悪臭は腸の危険サイン

腸内環境を整える第一歩は、悪玉菌優位から善玉菌優位に腸内を変えることです。

代表的な善玉菌と言えば、おそらくみなさんもよく耳にするであろう乳酸菌です。ビフィズス菌や乳酸桿菌《にゅうさんかんきん》などがその仲間です。

「乳酸菌」と聞くとヨーグルトを連想されるかもしれませんが、もちろんそれだけではありません。植物性の発酵食品である糠《ぬか》漬《づ》けやキムチ、味噌などにも乳酸菌は豊富に含まれています。

善玉菌は「有用菌」とも呼ばれ、とてもいい仕事をしてくれます。

例えば乳酸や酢酸などをつくって腸内を酸性にし、食中毒や感染症を起こす細菌の繁殖を防いでくれます。

一方、**悪玉菌（腐敗菌）の代表格は大腸菌、ウェルシュ菌、ブドウ球菌**などです。

これらの菌に共通しているのは、動物性たんぱく質を腐敗させ、インドール、スカトール、アンモニアなどの有毒物質をつくることです。いずれも悪臭を放ち、おならや便のクサい臭いの元になります。

なので、もし自分のおならや便がクサいと感じるのであれば、お腹の中が悪玉菌優位になっている可能性があります。クサいこと自体は大した害ではありませんが、臭いの元は腐敗であり、有毒性を意味しているので要注意です。

クサいうえに便秘も重なっていたら、要注意どころか危険なサインだと思ってください。悪玉菌が優位だと腸管の蠕動運動が鈍ってしまい、排便がスムーズにいかなくなって便秘になりやすくなります。長く腸に留まっている便は、悪玉菌によって腐敗が進み、有害で腸壁の細胞を傷つける存在になります。

加えて、悪玉菌はそれ自体が活性酸素を発生させ、やはり細胞を傷つけてしまいます。そのような悪玉菌を排除しようと、今度は免疫細胞が活性酸素を発生させるので、腸内は活性酸素によってさらに悲惨な状況になるという悪循環に陥ります。

悪玉菌も時には活躍する

すでにご紹介した通り、腸内細菌には善玉菌・悪玉菌・日和見菌の3種類があります。では残る日和見菌は何をするのでしょうか。

日和見菌は、ヒトが元気なときには良いことも悪いことも特にしません。腸に入ってくる栄養をかすめとり、淡々と生きているだけです。

なので、普段は特に私たちの役に立つわけでも、害になるわけでもないのです。ただヒトが病気になったり免疫力が落ちたりすると、なんと急に悪玉菌に加勢して、周囲の組織に炎症を引き起こしたりします。

このように述べると、腸内細菌は善玉菌が多ければ多いほど良いのであれば全部が善玉菌というのがベストだと思われるかもしれませんが、そういうわけではありません。

実は**善玉菌、悪玉菌、日和見菌の割合は2・1・7がベスト**なのです。

「えっ、善玉菌ってそんなに少なくていいの？　悪玉菌もあったほうがいいの？」と驚かれたかもしれませんが、悪玉菌のなかにも役に立つことをするものもいます。それどころか、その悪玉菌でなければできないワザを持つものもいるのです。

例えばある大腸菌は、ビタミンを合成したりサルモネラ菌等食中毒の原因菌を抑えたりしてくれます。

また、かなり悪性の高い病原体、例えば有名な病原性大腸菌O157等が侵入してきた場合、常在菌である大腸菌がその増殖を防ぐことが知られています。

これを「拮抗作用」と言います。

まるで普段は悪さばかりしている学園の不良たちが、いざというときに他校の不良から自分の学校の生徒を守っているかのようで面白いですね。

「悪玉菌」なんて呼ぶべきじゃない!?

研究者のなかには、腸内細菌に対して「善玉」「悪玉」と呼ぶのはふさわしくない、と主張する人もいます。私も「善玉」「悪玉」よりは「優等生」「不良学生」ぐらいのキャラクター設定でいいと思います。いつもは教室のガラスを割ったりバイクを乗り回したりしている不良が、学園のピンチのときには体を張って危機を救う——そんなことが腸内では実際に起きているわけですから。

もちろん、がんなどを引き起こす悪玉菌もいるのであまり弁護もできませんが、一概に「悪玉だから絶対ダメ!」とも言い切れません。

さて、腸内細菌の比率は前述の通り「善玉菌:悪玉菌:日和見菌=2:1:7」がベストなのですが、「悪玉菌1」が必要な理由はこれで納得いただけたかと思います。

日和見菌の7に関しては、健康なときは「なにも役に立たない」のではなく「善玉に傾いている」と解釈するのが妥当ではないかと思います。日和見というぐらいですから、優位な方(悪玉の2倍存在する善玉)についているはずです。

つまり腸内細菌は、2割の善玉菌が優位にあり、7割の日和見菌は善玉菌に傾倒していて、1割の悪玉菌が時折悪いことをする。しかし、善玉菌が全体をしっかり抑え込んでいる、という関係が良いのではないかと思います。

悪玉菌を増やす食品を避ける

第2章でご紹介したように、腸内環境を悪化させる食品の代表として動物性のたんぱく質や脂質の多い食品があります。

例えば牛乳やバター、牛肉、豚肉などがそれです

こうした食品は、まず消化吸収に時間がかかり、腸内に長く留まって便秘の原因になります。大腸では腸内細菌の悪玉菌の餌になり、有毒なガスを発生させます。その過程で酸化が進み、大量の活性酸素を発生させてしまいます。

もちろん、動物性食品がすべてダメだというわけではありません。

また、もともと肉の好きな人が突然食べなくなると、ストレスにもなります。

例えば肉を食べる際には野菜やキノコ類を一緒にたくさん食べるなど、まずは「できる範囲で」気軽に取り組み、「なるべく」「徐々に」食べないようにしていってはいかがでしょう。

活性酸素を発生させる要因を避ける

その他、意識的に避けたい腸内環境を悪化させる要因としては、①過度のアルコール、②医薬品、③加工食品、④タバコの摂取などが挙げられます。

①アルコール

アルコールはそのものが発がん物質であり、アセトアルデヒドという強い毒物を生成します。これが肝臓で分解されるときに活性酸素を発生させます。

つまり、大量の飲酒は大量の活性酸素の発生を招いてしまうというわけです。

加えて、日本人はアルコール分解酵素の少ない人が多いので、アセトアルデヒドが全身に回ってさまざまな害を及ぼす可能性があります。

②医薬品

医薬品のなかには抗生物質のように、何か月も腸内細菌を殺してしまうものがあります。抗がん剤の一部は活性酸素でがん細胞を殺す働きをしています。もともと毒性が強い薬が多いので、腸内細菌、腸の粘膜を傷つけてしまいます。

③加工食品

加工食品は、腐らないように、おいしく見えるようにさまざまな化学合成添加物が入っています。なかには有害なもの、活性酸素を発生させるものも少なくありません。

ちなみに、市販のものに限らず、お弁当に揚げ物が多く入っているのをよく見かけますが、脂質は酸化しやすいので腸に負担になることも意識しておいてください。

④タバコ

タバコは腸には直接関係ありませんが、口腔、喉、肺などの呼吸器で直接活性酸素を発生させて炎症を起こし、組織、細胞を傷つけます。ニコチンやタールは強い発がん性があり、がん発症の最大原因になっているだけでなく、血液に乗って全身に届けられるため、腸にも毒性が及ぶことは間違いありません。

これらは腸内環境を悪化させ、さまざまな病気の原因となります。可能な限り避けて、摂取しないように注意しましょう。

発がん性に染色体異常――食品添加物の恐ろしさ

加工食品の話と関連して、ここで少し食品添加物の恐ろしさについても触れておきたいと思います。

自分で握ったおにぎりは、放っておけば2~3日でカビが発生して腐ってしまうものです。ところが、コンビニエンスストアで買ったおにぎりは、賞味期限をすぎても驚くほど変化がなく、1週間や2週間経過してもカビなどは生えずに見た目は変わらないままです。

これはなぜでしょうか。

その仕掛けは、細菌などの繁殖を抑える防腐剤や、カビの発生や腐敗を抑える防カビ剤などの保存料にあります。

市販のおにぎりから、これらの食品添加物だけを取り除いて食べるということは不可能で、自然と口に入ってしまいます。健康のことを考えれば、この手のものはできるだけ選ばないようにしたいものです。

実際に、食品添加物のなかには発がん性のリスクが懸念されているものもあります。たとえば、カゼインです。

これは、アイスクリームや食肉製品、魚肉加工食品などに用いられており、水と油のように普通は混ざり合わない2種類の液体を混合させるための乳化剤として添加されます。牛乳たんぱく質の主成分でもありますが、人間のカラダでは吸収することが難しく、がん細胞の増殖に影響を与えると言われています。

また、合成着色料のなかにも発がん性を指摘されているものがあります。

かまぼこやソーセージ、キャンディやジャム、清涼飲料水などには、鮮やかで食欲をそそるような赤い色をつけるための着色料が多く用いられています。これらは赤色2号、3号、104号などの名前で呼ばれていますが、いずれもアレルギーやがんの原因となる恐れがあります。自分自身はもちろん、子供たちにも、人工的にきれいな色が付けられたお菓子や食品は、できるだけ与えないほうがよいでしょう。

「カロリー控えめ」は危険!?

さらに、健康に気を使う人ほど、「甘みはあってもカロリーが控えめ」という、アスパルテームなどの人工甘味料が使われた食品や飲料を選びがちです。実はこれにも、発がんの恐れがあります。

特に女性の場合、ダイエットに有効だからと考えて長期にわたって大量の人工甘味料を摂取していると、不妊の原因になったり、胎児に染色体異常のあらわれるリスクが高まったりします。

食品添加物を避ける一番の方法は、自然の食材を厳選し、手づくりで調理して食べることです。

食べてはいけないトランス脂肪酸

日本の食文化は質が高く、「ヘルシー」や「ナチュラル」といったキーワードに敏感な人も多いのですが、油（脂）の種類に関してはあまり意識せずに摂取している人が多いのではないでしょうか。

実は、諸外国では厳しく制限・管理されているのに、日本ではさまざまな食品に用いられていて、いとも簡単に私たちの口に入ってくるものがあります

それが、トランス脂肪酸です。

トランス脂肪酸とは、油脂を加工する過程で人工的に生成される副産物で、過剰摂取によってアレルギー疾患や動脈硬化、心臓疾患、糖尿病、がん、そして不妊などの悪影響を及ぼすと言われています。

バターやマヨネーズなどの油脂類、アイスクリームやクッキーなどのお菓子、カップ麺やレトルト食品、冷凍食品、ファーストフードのメニューには、トランス脂肪酸がたっぷ

り含まれています。

これらは、特に若い世代にとってはなじみが深く、頻繁に口にする食品です。しかし、子供や若い世代、そして妊婦ほど、これらの食品に含まれるトランス脂肪酸は避けるべきなのです。

また、胎児の体重減少や流産のリスクにつながったり、母乳を通じてトランス脂肪酸が赤ちゃんへ移行したりする可能性も指摘されています。

規制のない日本にはトランス脂肪酸を含む食品が驚くほどたくさん溢れているため、普段から意識して遠ざける工夫をする必要があります。

■主な食品添加物と使用される食品

◆合成着色料

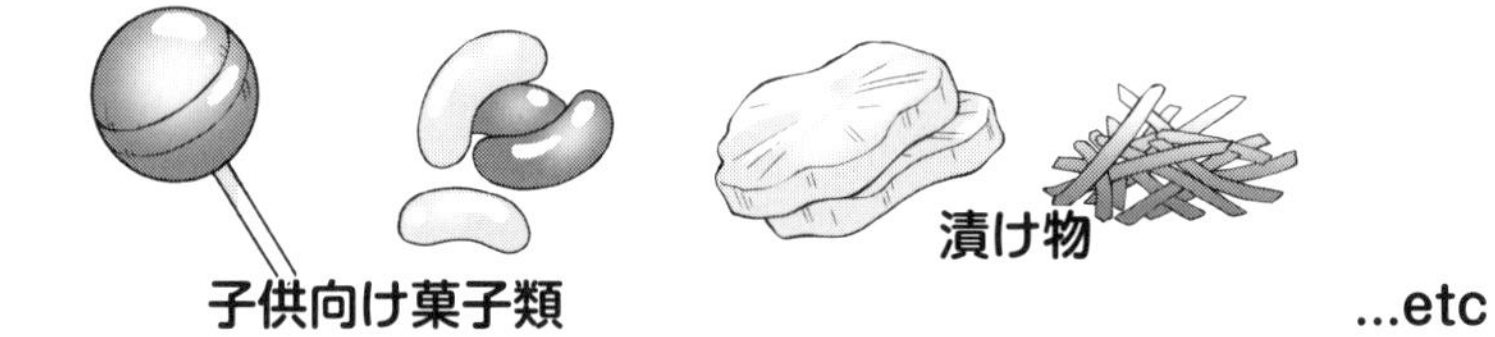
漬け物
子供向け菓子類
...etc

◆発色剤

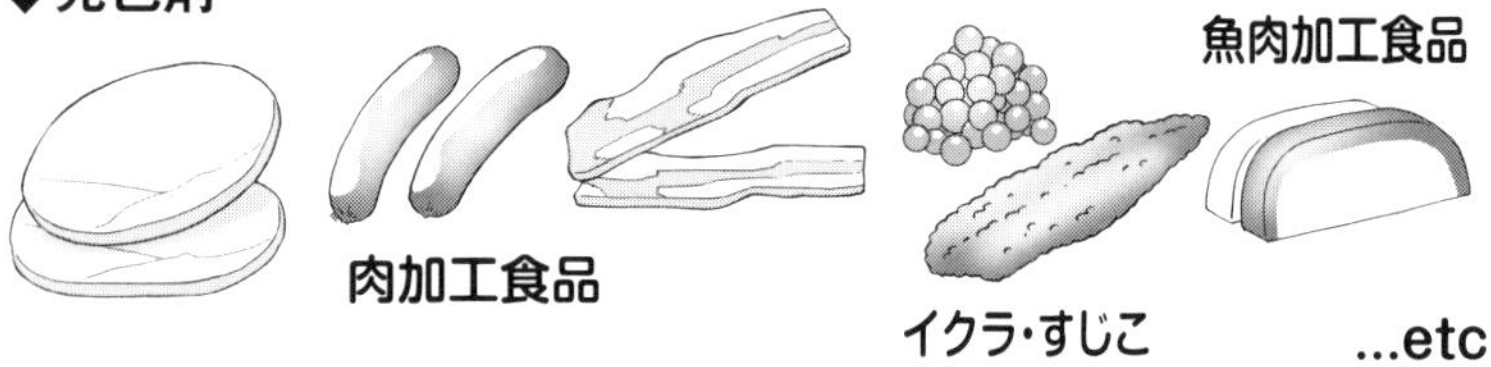

◆保存料

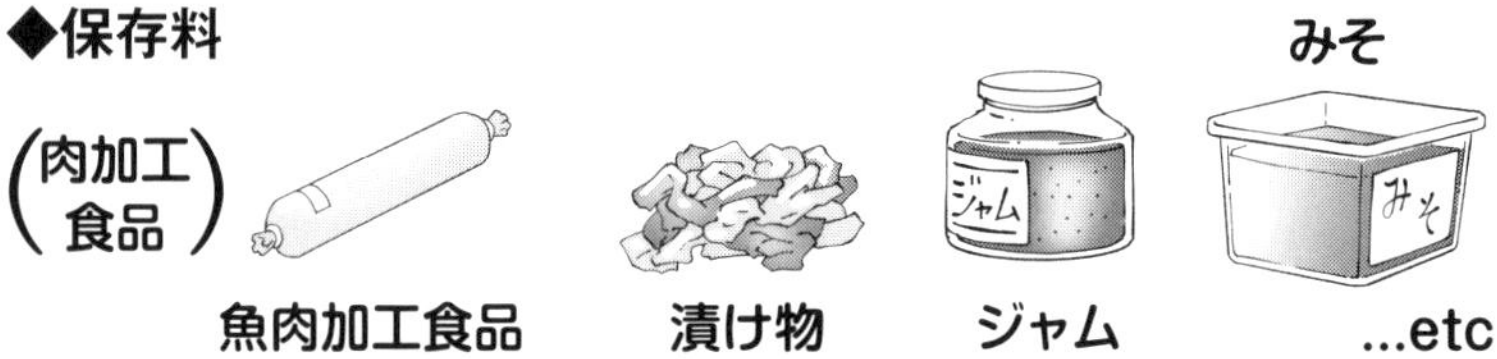
みそ
(肉加工食品)
魚肉加工食品
漬け物
ジャム
...etc

◆乳化剤

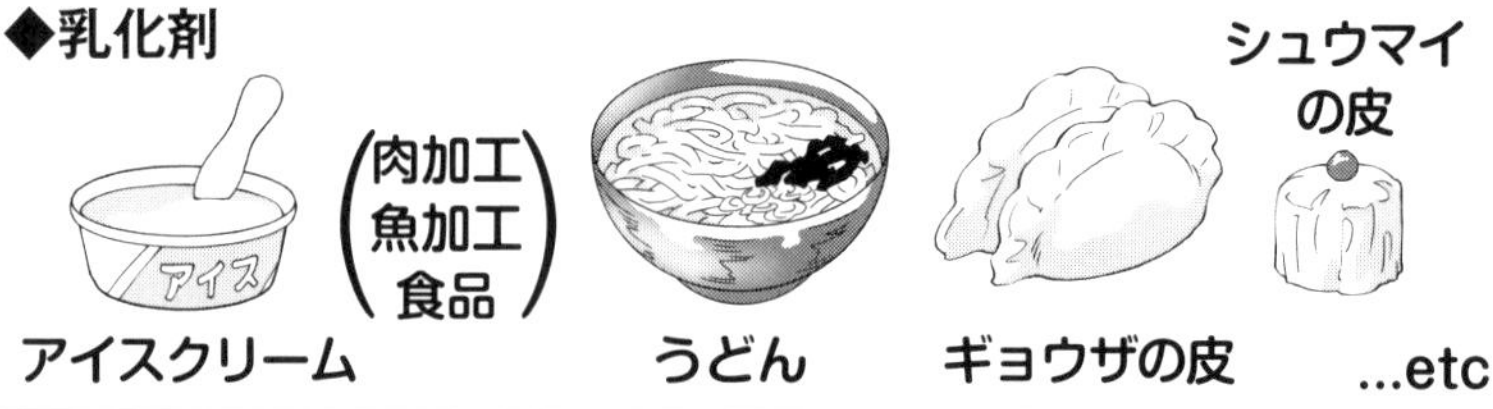

◆人工甘味料

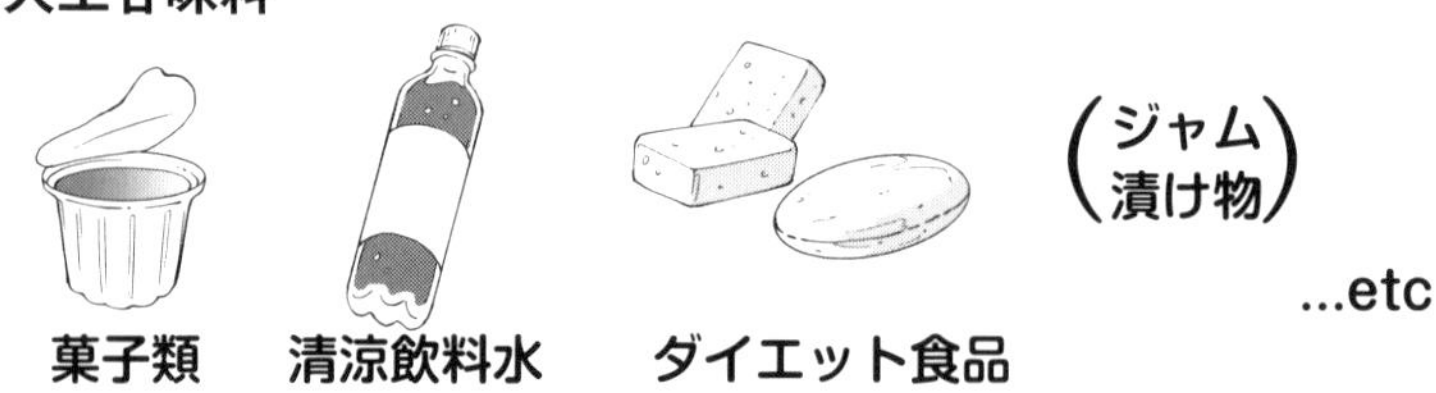

■トランス脂肪酸を含む食品

◆油脂類

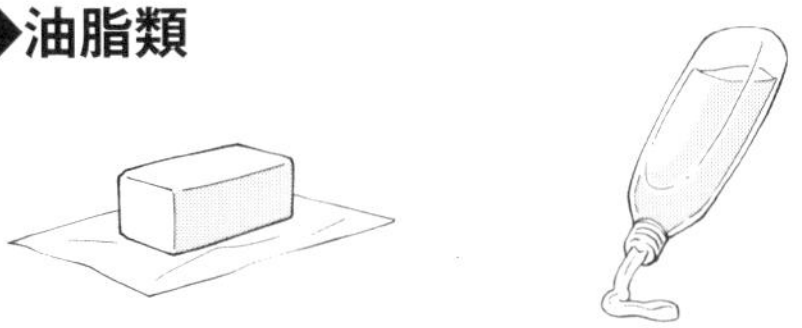

マーガリン・バター　マヨネーズ　...etc

◆お菓子類

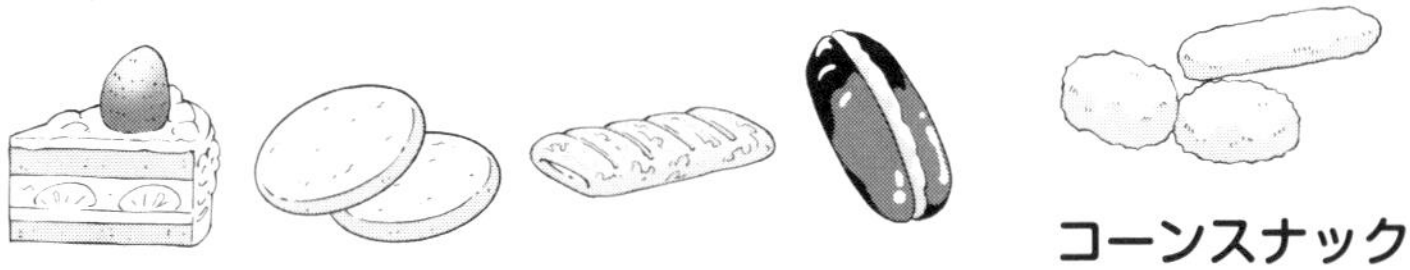

ケーキ　クッキー　パイ　菓子パン　コーンスナック　...etc

◆インスタント・レトルト類

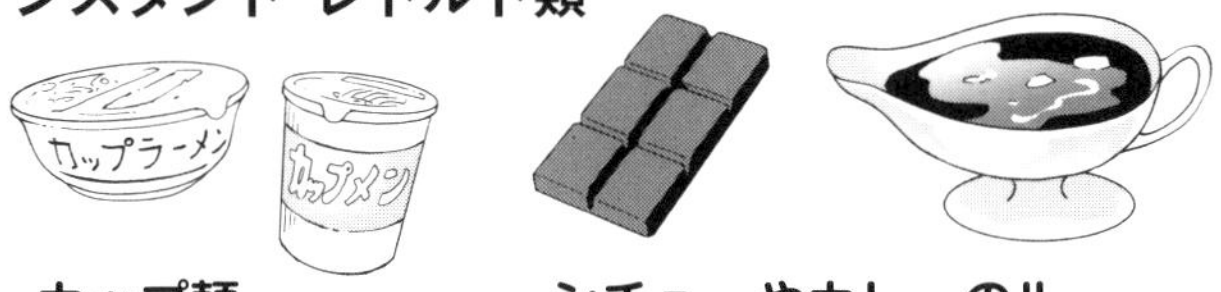

カップ麺　シチューやカレーのルー　...etc

◆冷凍食品類

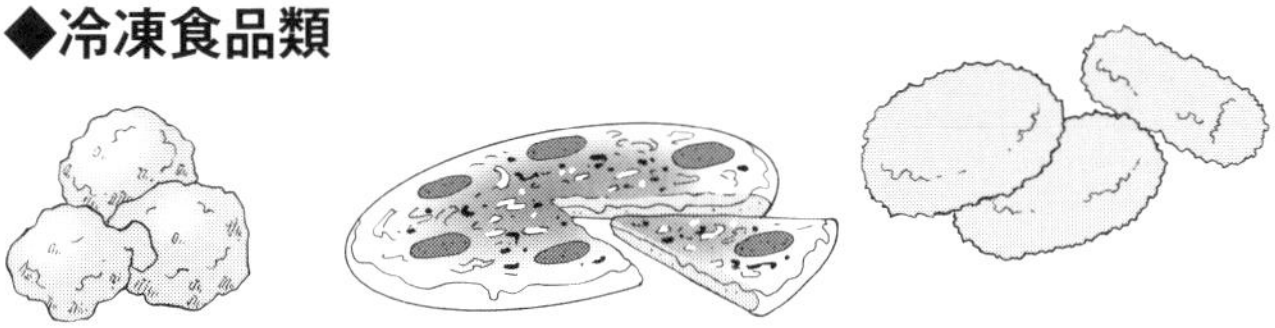

からあげ　ピザ　コロッケ　...etc

◆ファストフード類

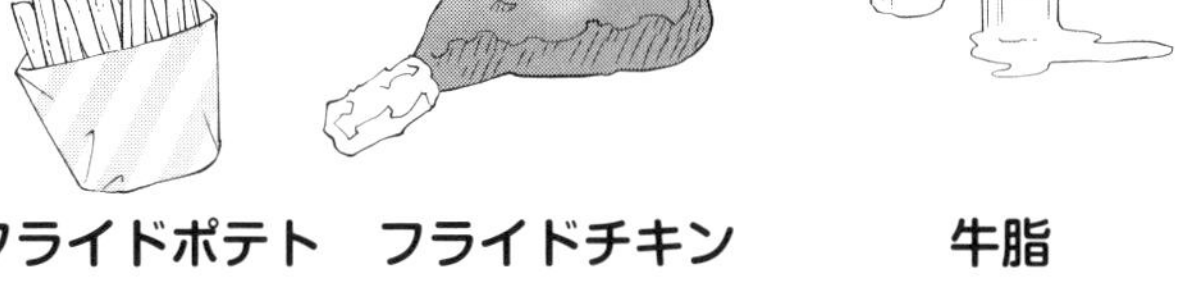

フライドポテト　フライドチキン　牛脂　...etc

積極的に摂るべき油とは

トランス脂肪酸は絶対に避けるべきですが、「油」と言ってもさまざまな種類があるので「油は〝悪〟！　絶対に摂らないほうがいい！」というわけではありません。「積極的に摂ったほうがよい油」もあります。

それが、オメガ３脂肪酸です。

青魚に含まれるＤＨＡやＥＰＡ、エゴマ油に含まれるαリノレン酸などが代表例で、コレステロールや中性脂肪の値を下げたり、動脈硬化や高血圧などの生活習慣病を予防したりする効果が期待されています。

オメガ３脂肪酸は体内でつくることができない必須脂肪酸のひとつです。現代人の食生活では不足しがちなので、意識的に摂るようにしましょう。

また、サラダ油などに含まれるリノール酸に代表されるオメガ６脂肪酸も必須脂肪酸です。血を固める働きなどがありますが、こちらはバランス良く摂る必要があります。

オメガ6脂肪酸は現代人の食生活では自然と多くなる傾向にあり、多く摂りすぎる（オメガ3脂肪酸との摂取比率のバランスが崩れる）と動脈硬化などのリスクが高まります。理想的なバランスは「オメガ3脂肪酸：オメガ6脂肪酸＝2：1」と言われています。オメガ6脂肪酸は卵や肉（牛・豚・鶏）からでも十分に摂取できるため、あえて油から摂取しなくてもよいでしょう。

〈オメガ3脂肪酸・オメガ6脂肪酸を含む食品〉

◆オメガ3脂肪酸

亜麻仁油《アマニゆ》、エゴマ油、シソ油、サバ・イワシ・ハマチなどの青魚、アザラシの脂身

→現代人の食生活では不足しがち。積極的に摂取する。

◆オメガ6脂肪酸

くるみ油、ゴマ油、コーン油、大豆油、紅花油《べにばな》、月見草油

→卵や肉にも含まれる。あえて油から摂取する必要はない。

脳の「おいしい」と腸の「おいしい」は違う!?

テレビを見ていると、旅番組では名所旧跡を訪ねるといった内容よりも、旅館やホテルでの「おいしい」食事に関心が高くなっているような気がします。

また、料理をメインにした番組も相変わらず人気です。

それらの番組では、タレントの方たちはシェフが腕をふるった料理を食べながら「おいしい!」を連発しています。

今日、私たちのまわりには日本食だけではなく、世界各国の食べ物が溢れています。日本にいて、世界各国の料理を楽しむことができるのですから、なんと贅沢な時代だと言えるでしょう。

そんな時代だからこそ、食についてもう一歩踏み込んで考え、「おいしい」の裏にあるものをよく意識してみてください。

食という字は、「人」に「良」いと書きます。

「人を良くする物」だから「食べ物」なのです。

私は自分が乳がんになって、「食」がいかに大切であるかに気づきました。

そこで、今まで食べていた食材を見直し、カラダに良いものを選ぶようになりました。

これを言うとよく驚かれるのですが、自分の手で無農薬の野菜を一生懸命育てて食べていた時期もあります。

今では時間と労力の面からも本格的に農作業をするのは難しいのですが、本来「食べ物」と出会うというのはそれほど大変なことなのです。でも、おかげさまで、私はその経験を通じて本当の「おいしい」を知ることができました。

「おいしい」という感覚を、私たちは脳で感じています。脳内の麻薬的ホルモン分泌がそうさせているのです。

しかし、それらが本当にカラダに良い、健康に良い、「おいしい」食べ物かどうかが、重要なことです。

頭で「おいしい」と思うものと、**腸が「おいしい」と思うもの**は違います。

喉が渇いたら水を「おいしい」と感じる。カラダが本当に欲しているものを「おいしい」と感じる――これが、本来のあるべき姿です。

しかし現代では、それを食べると脳のなかで快楽物質が出るとか、TVや雑誌のグルメ情報で「おいしい」と錯覚しているとか、カラダ（腸）からではなく、脳だけが勝手に発信している「おいしい」情報に振り回されているケースが多いように思えます。

次章では、みなさんと一緒に、カラダ（腸）においしい、健康に良い、だからこそ腸がきれいになる「食べ物」について考えていきましょう。

第4章

腸は、掃除できる

「汝の食事を薬とし、汝の薬は食事とせよ」

ここまでをざっと振り返ると、第1章では腸が人間のカラダにとってどれほど大切な組織であるかということ、第2章では腸が汚れてしまう（不健康になる）とどれだけカラダに悪影響があるかということ、第3章ではこれ以上腸を汚さないために避けるべきことを中心に見てきました。この章ではいよいよ積極的に腸をきれいに、すなわち健康にしていく具体的な方法を見ていきたいと思います。

腸をきれいにするために一番大切なこと、それはやはり「食」です。

腸に最も関連する行為であり、私たちの命の源《みなもと》、私たちのカラダをつくるものです。

「医食同源」という言葉があるように、**「食」は「医」**に通じます。

古代中国の伝承に登場する三皇五帝の一人「神農《しんのう》」は、医療と農業を司《つかさど》る神様です。世界最古の本草書『神農本草経《ほんぞうきょう》』にその名を残しており、人々に医療と農耕の術を教えたとされています。

つまり、**「医療＝農業（食）」**ということです。

また、「医学の父」と言われる古代ギリシャの医師ヒポクラテスは次のような格言を残しています。

「汝《なんじ》の食事を薬とし、汝の薬は食事とせよ」
「食べ物で治せない病気は、医者でも治せない」
「食べ物について知らない人が、どうして人の病気について理解できようか」

私たちのカラダは約60兆個の細胞でできているといわれています。

そして、生まれる前の受精卵に母親が食べたものが加わり3キログラムの赤ちゃんになります。

さらに、そこから自分が食べたものが加わり、約60キログラムの成人になります。

私たちは「食べ物の化身《けしん》」なのです。

人間のカラダは一日1兆個の細胞が入れ替わっていると言われています。

ですから、何をどのようにどれだけ食べるかで、私たちのカラダがこれからどうなるかという結果がおのずと決まってくるわけです。

抗がん剤を拒否し自己治癒力で再発を防止

先述したように私は乳がん経験者です。

当時の私の生活を振り返りながら、一般的に乳がんの原因とされるものをチェックしてみると、まったくもって思い当たることばかり……。「医者の不養生《ふようじょう》」もここに極まれり、という感があります。

私が乳がんになった背景には、忙しさからくる不摂生な生活、いい加減な食事（しかも高脂肪！）、公私にわたる山のようなストレスがありました。

私も医者ですので、当然ながら自分で「これは乳がんだ」と見立ててはいました。にもかかわらず当時は夫婦間のストレスや仕事に忙殺され、放置してしまったのです。

はっきり言って、自分の命より患者さんや家族のほうが大事だと思っていました。そして、がんがこれ以上放置できないところまで進行したところで、ようやく専門病院の門をくぐるための時間がとれました。

両側乳がん(浸潤《しんじゅん》がん)でした。リンパ筋転移もしていました。私は手術をしたくなかったので、全国の乳がんの専門医を3〜4か所受診しましたが、「手遅れです」と言われました。息子からどうしても治療を受けるように言われ手術を受けたのです。しかし、治療方針に組まれていた、術後の再発予防のための抗がん剤治療と放射線治療は一切拒否しました。

抗がん剤がすべてムダだとは言いませんが、全身の細胞に与えるダメージや免疫力の低下などデメリットが多すぎると考えていたからです。また、私のそれまでの医者としての経験からも、こうした治療法には賛成できませんでした。

ちなみに、主な抗がん剤、放射線治療はいずれも活性酸素の力を借りてがん細胞を殺します。なので、どうしても健康な細胞を傷つけてしまい、それが新たながん細胞発生のリスクにもなってしまいます。

担当医は私に「再発しても知りませんよ」と言いたそうでした。おそらく私が医者でなかったらそう言っていたでしょう。

食べ物が血となり肉となり、薬となる

乳がんの手術は無事に終わりました。術後の治療は食事療法やサプリメントなどさまざまな代替療法を取り入れた、今でいうところの統合医療を行いました。

もちろん、生活習慣（特に食生活）も一変させました。

当然のことなのですが「自分のカラダは自分でしか守れない」とあらためて反省したのです。

「食」についてもあらためて勉強し直しました。

私は術後の生活を通じていろいろなものを自分自身で試しながら、ヒトのカラダのメカニズムの精巧さ、自然治癒力のすごさを実感しました。

清浄な食べ物が自らの血と肉になっていく。

正しく消化・吸収され、不用なものだけがきちんと排泄されていく。

食べたものが薬のように傷ついた箇所を修復していく。

そこにはなんの苦痛もストレスもありません。

まさに**「医食同源」、「汝の食事を薬とし、汝の薬は食事とせよ」**です。

結果は大成功だったと思います。私は乳がんの手術後から今日までの10数年間、再発を免れ、心地よい健康を手に入れています。

日常的な健康のことでいうと、乳がんになる以前は便秘気味でしたが、いまでは便秘知らずです。風邪とも無縁になりました。また、予防接種を打たなくてもインフルエンザにもかかりません。さらに、最近だと「新型コロナウイルスが……」というように、世間やマスコミがその時々の流行《はや》りの病気に騒いでも、必要以上に恐れることもありません。

それもこれも、すべては腸をきれいにすることに全力で取り組んできた結果だと思っています。「全力で」と言っても、「腸をきれいにしてやるぞ！」と歯を食いしばって死にもの狂いで頑張っていたわけではなく（そんな気分だとかえってストレスがたまりそうです）、基本的にはただ本当の意味でおいしい「食べ物（＝人に良い物）」を毎日楽しくいただいていただけなのですが。

必要な食べ物のバランスは「歯」が教えてくれる

腸をきれいにするためには食べ物をバランス良く食べる必要があります。

「バランスの良い食事」という言葉は、みなさんもこれまでなにかにつけて、そして嫌というほど耳にしたことがあるかと思います。テレビの健康番組などでも「食事はバランス良く食べましょう」というフレーズをよく耳にしますが、そう言うわりには具体的に何をどれくらい食べれば「バランスの良い食事」になるのかはあまり教えてくれません。

私の言う「バランスの良い食事」はいたってシンプルです。それは口を開けばわかります。

ヒトの大人の歯は親知らずを除くと全部で28本、そのうち犬歯が4本、前歯の門歯が8本、奥歯の臼歯《きゅうし》が16本あります。そして、それぞれの歯には役割があります。

犬歯＝魚や肉、木の実などをかみ砕く

門歯＝野菜などをかみ砕く

臼歯＝穀物や固い果実類をかみ砕く

と言うことは、この歯を基準にしたバランス通りに食べればいいのです。つまり、

犬歯4本：門歯8本：臼歯16本→魚・肉1：野菜2：雑穀類4

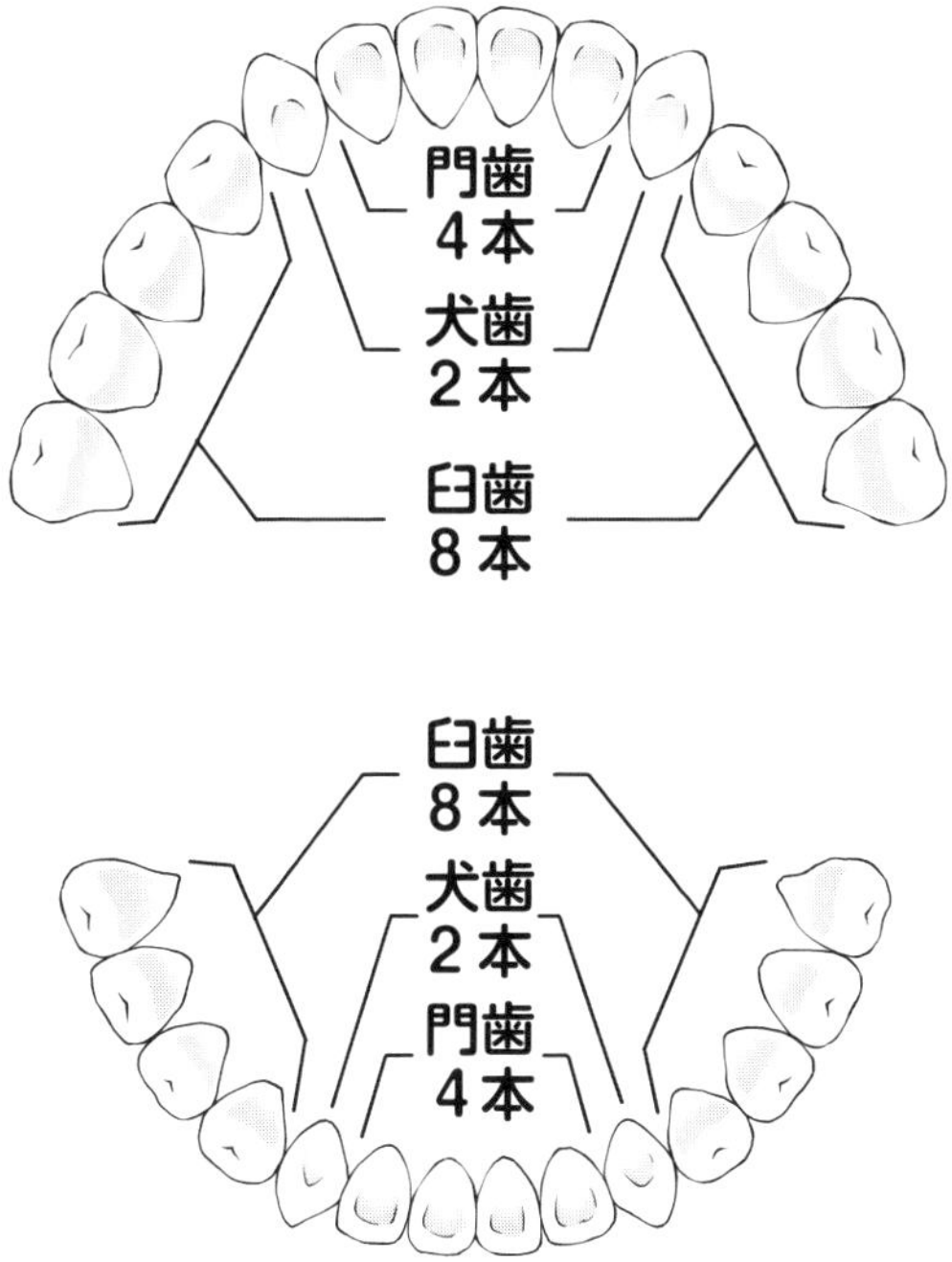

これが自然に基づく黄金比です。この配分でものを食べると元気に生きられるようにヒトは進化してきました。せっかく自然に基づいてできたヒトの歯が正しいバランスを教えてくれているわけですから、それに逆らってわざわざ「不自然」な食べ方をする必要はありません。

一日3食にこだわらず、腹6分目でストップ

現代人の腸が汚れている大きな原因のひとつに「食べすぎ」があります。今日では明らかに「食べすぎ」によって健康を損ねている人が増えてきています。次章で詳しく述べますが、むしろ空腹状態のほうが腸とカラダにとっては良いことが多いのです。

よく耳にする「一日3食、しっかり食べましょう」というお決まりのフレーズがありますが、そんな決まりはまったくありません。

3食にとらわれず、1食でも2食でもいいのです。

自分にとっての「適量」を食べるのがポイントです。ただし、「適量」と言われると「しっかり食べる＝お腹いっぱいまで食べる」と勘違いしてしまう方もいるでしょうから、もう少し具体的に言っておきます。

腹8分目よりもうちょっと少ない感覚、**「腹6分目」でストップ**しましょう。

食べすぎると血液が胃腸に集中します。

すると、他の内臓器官や筋肉に血液が届かず、血行が悪くなり体温が下がります。

体温が下がると、腸内で善玉菌が増えにくくなります。

なので、冷え症や平均体温が低い方は、腸内の善玉菌が活動しやすい温度まで体温を上げる努力も必要です。腸がきれいな人ほど体温は高い傾向にあります。

体温37℃は風邪じゃなくて健康の証《あかし》

やや話が脱線するかもしれませんが、ここでもう少し体温の話をしっかりとしておきたいと思います。

この本で書かれていることを実践しているうちに、もしかすると平熱が37℃近くまで上がる方がいらっしゃるかもしれません。37℃というと一般的には「発熱」と思われているようなので、「風邪気味かな？　体調が悪いのかな？」と心配になるかもしれませんが、むしろそれは体調が良い状態になっている証拠です。

生活習慣を健康習慣に変えた私のライフスタイルは、私自身ががん患者になったことによる気づきから与えられたものでした。そして、私はその体験や経験から、自分の体温で健康状態を知ることを推奨するようになりました。

それは**「平熱37℃で病気知らずのカラダをつくる」**ことのすすめです。

最近では平熱が36℃を下回る人が増えていて、35℃前半の人も珍しくありません。その結果として、さまざまな不調を訴える人が非常に多くなっています。1957年に公表された日本人の平均体温は36・89℃（東京大学・田坂定孝教授の研究結果）でしたが、近年のある調査によると、現在の日本人の平均体温は36・20℃です。

およそ60年を経て、約0・7℃も低下しています。

36℃以下の平熱が続くことを一般的に「低体温」と呼びます。この低体温の状態が続くと、全身の血行が滞って血流が悪くなり、心身のあらゆるトラブルを引き起こします。

本来、人間の平熱は、通常は36・5〜37℃と言われています。

先ほども言った通り、体温を測ったときに37℃だと熱が出たのかと思ってしまいそうですが、本当は37℃は「発熱した状態」ではないのです。むしろ、免疫力が高く「健康な状態」であることを示す体温です。

厚生労働省の定める基準によれば、37・5℃以上を「発熱」、38℃以上を「高熱」としています。

人間が生命活動をするために重要な酵素は、37℃前後で最も活発に働くと言われています。

また、大半の病原菌は20℃未満で最も活性が高く、一方で37℃ぐらいの高い体温では死滅することがわかっています。

そうした意味でも平熱を37℃まで上げることは理にかなっているのです。

ただし、平熱には年齢差や個人差があります。体温調整機能が未発達な子供は比較的高く、高齢者は比較的低くなります。また、時間や気温、感情などによっても左右され、特に女性の場合は、ホルモンの周期によって大きく変動するのが特徴です。

人間の体温の日内変動は、朝は低く、夕方には高くなる傾向にあり、一日で約0・5〜1・0℃ほどの変化があります。時間帯によって体温が異なるため、医療の現場では起床時・午前・午後・夜と一日4回計測して、その平均値を出して平熱としています。

一日のうちで、最も体温が高くなるのは夕方です。この頃が一番カラダの調子が良くなる時間帯と言われています。

逆に、一日で最も体温が低くなる明け方から朝にかけての時間帯は、たとえ健康な状態でも、頭がボーっとしていたり、気持ちが沈んだりする人が多くなります。

常に36・5～37℃前後の体温を維持するために、カラダは血管を拡張・収縮させたり、筋肉を小刻みに振わせたりして、熱量をコントロールしているわけです。

体温が低下すると、全身の血管が収縮して狭くなり、血液の循環が悪くなります。そうすると、それまでカラダのすみずみにまで行き届いていた酸素や栄養の運搬が滞って、消化吸収機能が衰えます。

さらには、老廃物が体内にたまり、カラダが「酸化」するスピードを促進させることもわかっています。

すでに述べた通り、酸化は人間なら誰にでも起こる現象です。20代までは酸化を防ぐ抗酸化物質が体内で生産されているため、酸化はゆるやかな速度で進行していきます。

ところが、20代をピークに30代以降は抗酸化物質の生産がどんどん少なくなり、急速に酸化が進んでしまいます。これが老化の正体なわけですから、30代をすぎて体温が低下すれば、老化しやすくなると言えるでしょう。

食事で体温を上げて免疫力アップ

体温を上げることは腸内環境を良くして免疫力を高めることにもつながります。なので、ここで**平熱37℃を目指す食事の摂り方のコツ**についても紹介しておきましょう。

なお、基本となる食事のバランスはやはり「魚・肉1：野菜2：雑穀類4」です。

①よく噛《か》んで食べる

よく噛んで食べるという行為そのものが熱を産生し、食事後の代謝量を増やすことにつながります。1口20回以上、できれば30回以上噛むよう心がけてください。よく噛むことで消化もよくなります。

②腹6分目でストップ

前述の通りです。食べすぎてしまうと血液が胃腸に集中します。すると、他の内臓器官や筋肉に血液が届きにくくなり、血行が悪くなり体温が下がってしまいます。食べすぎを防ぐためにも腹8分目を感じる手前の腹6分目くらいでストップする習慣をつけましょう。

③一日3食にこだわらない

これも前述の通り。大切なのは自分にとっての「適量」の食事を守ることであり、一日3食を守ることではありません。昼食を食べすぎたときには夜食を抜く、前日に食べすぎたら次の日は一日1～2食にするなど、柔軟に対応して食べすぎを防いでください。

④調理法は、加熱調理を中心に

野菜は火を通したほうがカラダを温める効果があります。つくりたてを温かいうちに食べましょう。ちなみに、妙めものや揚げものなど油を使う場合は、火にかけても180℃くらいまでは酸化しないココナッツオイルがおすすめです。

⑤香辛料を上手に使う

香辛料（スパイス）を一緒に食べることで、体温が上昇します。特に唐辛子にはカプサイシンという辛味成分が含まれており、体内の熱を産生する作用があります。他にも、コショウ、山椒《サンショウ》、ナツメグ、豆板醤《トウバンジャン》、コチュジャンなども体温を上げる効果があります。

⑥たんぱく質は肉よりも魚や豆で

牛や豚、鶏など食肉用動物の平熱（38・0℃以上）は、人間の平熱より高いので、脂肪分は人間の体内で溶けずに固まり、消化・吸収に大きな負担になります。たんぱく質はできるだけ魚や豆類から摂取するよう心がけましょう。

⑦「カタカナ食」を控えめに

パン、パスタ、ピザ、グラタン、ハンバーク……等々、カタカナ食が日本で急速に普及した戦後から、低体温で悩む人が急増しました。特に外食やコンビニなどでこれらの食品を口にする場合、トランス脂肪酸や食品添加物をたくさん摂取することにもなるので注意が必要です。できるだけ控えるようにしましょう。

⑧冷たい飲み物は避ける

食事中にあまり水分を摂りすぎると、胃液が薄まって消化・吸収に支障をきたします。特に冷たい飲み物は胃を冷やし、内臓機能を低下させて代謝を下げてしまいます。体内の温度を下げてしまうような氷入りの冷たい飲み物は絶対に避け、常温もしくは温めて飲むようにしてください。

平熱が上がると、代謝が上がって太りにくくなり、ダイエットにも効果的です。また、メタボリック・シンドロームの予防・改善にもなりますし、慢性的に悩まされている方が多い冷え症、肩こり、頭痛からも解放されます。

さらに、女性の場合は、生理痛の軽減、不妊の克服（精子・卵子が出会い、受精卵が着床して妊娠する最適な体温は37℃と言われています）などのメリットもあります。

なにより、ここで紹介した体温を上げるための食べ方の工夫は腸をきれいにすることにもそのままつながるので、ぜひ実践してみてください。

なるべくカラダを温める食べ物をいただく

食べることはカラダを温めて体温を上げることに直結しますが、その際には食べ物の選び方にも注意が必要です。というのも、**食べ物のなかにはカラダを温めるものと冷やすものがある**からです。

なるべくカラダを温める食べ物を選択したいところですが、カラダを冷やす食べ物をすべて避けるというのは現実問題として難しいと思います。両方を組み合わせて食べたり、なるべく加熱調理したりするなど、食べ方を工夫してみましょう。

カラダを温める食べ物・冷やす食べ物の代表例を以下に一覧表にしておきますので、参考にしてみてください。

全体的には、加工食品や清涼飲料水など人工的につくられたものや温かい気候のところで採れた作物はカラダを冷やし、自然に近い環境で育ったもの、涼しいところで採れた作物はカラダを温める傾向があります。

ただし、「カラダを冷やす食べ物＝カラダに悪いもの」というわけではありません。たとえばトマトやナスなどの夏野菜を夏場に食べると、カラダを冷やすことで体調を整えてくれる効果があります。のちほど詳しく述べますが、食べ物は「四季」を意識して「旬《しゅん》のもの」をいただくことが大切です。

カラダを冷やす食べ物とカラダを温める食べ物

	カラダを冷やす食べ物	カラダを温める食べ物
色の傾向	白、青、緑	赤、オレンジ、黒
主食	白米、小麦、大麦、白パン	雑穀 (ソバ、ひえ、あわ、ゴマなど)
野菜	ナス、トマト、レタス、 もやし、オクラ、ニガウリ、 とうがん、春菊、 ホウレンソウ、ハクサイ、 コマツナ、インゲン、 わらび、ぜんまい、 タケノコ、こんにゃく、 ピーマン、えんどう	カボチャ、イモ、小豆、 タマネギ、ニラ、ネギ、 ゴボウ、ニンジン、 赤唐辛子、ニンニク、 ショウガ、ダイコン、 ヤマイモ、シソ、レンコン、 ミョウガ、ノビル
果物	バナナ、みかん、スイカ、 メロン、マンゴー、 パパイヤ、キウイフルーツ、 パイナップル、柿、レモン、 梨、缶詰の果物、 フルーツジュース	リンゴ、サクランボ、 プルーン、ブドウ、梅、栗
魚介類	かまぼこ、ちくわ、かに、 タコ、あさり、しじみ、 はまぐり、あわび	白身魚、赤身魚、小魚、 エビ、フグ、明太子、 ちりめんじゃこ、つくだ煮
肉類	ハム、ソーセージ、 ベーコン、脂身	赤身肉、レバー、羊肉
調味料	白砂糖、コショウ、みりん、 化学調味料	自然塩、味噌、醤油、黒砂糖
飲み物	緑茶、コーヒー、ビール、 コーラ、白ワイン、サワー	紅茶、番茶、ほうじ茶、 日本酒、赤ワイン(無添加)、 黒ビール(常温)、 ハーブティー
お菓子	クッキー、ケーキ、 アイスクリーム、菓子パン、 アメ、キャラメル、 チョコレート、 スナック菓子	和菓子、あんこ

お手数ですが
切手を
お貼りください

郵便はがき

150-8482

東京都渋谷区恵比寿4-4-9
えびす大黒ビル
ワニブックス 書籍編集部

お買い求めいただいた本のタイトル

本書をお買い上げいただきまして、誠にありがとうございます。
本アンケートにお答えいただけたら幸いです。
ご返信いただいた方の中から、
抽選で毎月5名様に図書カード(1000円分)をプレゼントします。

ご住所 〒

TEL(　　-　　-　　)

(ふりがな)
お名前

ご職業

年齢　　歳

性別　男・女

いただいたご感想を、新聞広告などに匿名で
使用してもよろしいですか?　(はい・いいえ)

※ご記入いただいた「個人情報」は、許可なく他の目的で使用することはありません。
※いただいたご感想は、一部内容を改変させていただく可能性があります。

●この本をどこでお知りになりましたか?(複数回答可)

1. 書店で実物を見て　　2. 知人にすすめられて
3. テレビで観た(番組名:　　　　　　　　)
4. ラジオで聴いた(番組名:　　　　　　　　)
5. 新聞・雑誌の書評や記事(紙・誌名:　　　　　　　　)
6. インターネットで(具体的に:　　　　　　　　)
7. 新聞広告(　　　　新聞)　8. その他(　　　　)

●購入された動機は何ですか?(複数回答可)

1. タイトルにひかれた　　2. テーマに興味をもった
3. 装丁・デザインにひかれた　　4. 広告や書評にひかれた
5. その他(　　　　　　　　)

●この本で特に良かったページはありますか?

[　　　　　　　　]

●最近気になる人や話題はありますか?

[　　　　　　　　]

●この本についてのご意見・ご感想をお書きください。

[　　　　　　　　]

以上となります。ご協力ありがとうございました。

食事でカラダをデトックスする

私たち現代人は日頃さまざまな有害物質にさらされています。そして、それらは食品に入り込んでいることも珍しくありません。

現代人の生活スタイルでは、どれほど気を付けていても、さまざまな有害物質から100％身を守ることはおそらく不可能に近いでしょう。

しかし、そうした有害なものをカラダの外に排出する「デトックス食材」を知っておくことで、自分の身を守ることはできます。

例えば、大型魚類のマグロやメカジキ、キンメダイなどの魚を頻繁に食べる人の場合、体内に有害ミネラルである水銀が蓄積されている可能性があります。妊婦さんの場合、これらの魚を食べすぎることで胎児への悪影響も懸念されます。

そこでおすすめしたいのが、セレンや亜鉛を多く含む食品を摂ることです。セレンは玄米、レバー、タマネギ、トマトなどに含まれ、亜鉛は牡蠣《かき》、豚肉、鶏肉、卵などに含まれています。これらの成分は、水銀の他、ヒ素に対してもデトックス効果が期待できます。ただし、腸の汚れを避けるためにも、肉類は食べすぎないように注意しましょう。

米や貝類、イカやタコに蓄積されやすく、腎機能障害を引き起こす可能性があると言われているカドミウムを排除するには、鉄分やカルシウム、マグネシウムを多く含む食材を摂取するのがよいでしょう。鉄欠乏状態だとカドミウムの吸収が増加するという報告もあるので要注意です。

その他、殺虫剤や除草剤の影響で井戸水などに含まれることがあるヒ素も、亜鉛やセレン、カルシウムをたっぷりと摂取することで体外への排出が促されます。

腸内をきれいに掃除して、なおかつ有害物質を排除してくれるデトックス食材には、ゴボウやレンコン、玄米、こんにゃく、豆類、イモ類などがあります。すべて食物繊維が豊富なものですね。

食事の際にはデトックス効果の高い薬味類（ニンニク、わさび、ネギ、ショウガ、コリアンダーなど）をなるべく多く摂るようにするとさらに効果的です。

簡単でデトックス効果のある手づくり料理もひとつ紹介しておきましょう。

まずたっぷりの天然野菜を水洗いし、そのあと少量の肉と一緒に軽く湯通しします。そ

デトックス効果のある栄養素

亜鉛	牡蠣、豚肉、鶏肉、卵など
セレン	レバー、タマネギ、トマト、玄米など
マグネシウム	ひじき、昆布、納豆など
鉄分	ひじき、豚レバー、ホウレンソウなど
カルシウム	生しらす、豆乳、ゴマ、ブロッコリーなど
ヨウ素	ワカメ、昆布など

※その他、食事の際にはデトックス効果の高い薬味類（ニンニク、わさび、ネギ、ショウガ、コリアンダー等）をなるべく多く摂るように心がけましょう。
※のりは上記の栄養素を含んでいるのでデトックスに効果的です。

れに先ほど紹介したデトックスの薬味をたくさん添えて、酢醤油などでいただくと、食べ物のきれいな水分をカラダに取り入れて、毒素を排出する効果が期待できます。

ちなみに、放射能による被ばく対策でも食事によるデトックスは効果を発揮します。

特に被ばく直後の1週間以内は、ヨウ素をたっぷりと摂ることが、放射性ヨウ素の甲状腺への蓄積を防ぐのに役立ちます。

リンゴに含まれる食物繊維の一種であるペクチンは、取り込まれた放射能を排出するのに役立つと言われます。よく洗い、皮ごと食べるのがよいでしょう。

その他、キクイモも放射能排出に効果のある食べ物だと言われています。

食べ物の「四季」を意識する

先ほども少し触れましたが、**食べ物の「四季」を意識する**ことは私たちの健康にとって、とても大切なことです。

日本には春・夏・秋・冬という四季の移り変わりがあります。

そして、この自然のサイクルとともに、自然の恵みが与えられています。

つまり、それぞれの季節の「旬の食べ物」は生命力の源と言えます。

●「春」の食材

春野菜はデトックス効果を高めてくれます。春に採れる山菜や野草の「にがみ」は、冬の間にヒトの体内にたまった老廃物を出して、ビタミンやミネラルを取り入れることを促進します。春の陽光をふんだんに浴びて育った春野菜には、たくさんの葉緑素とカロチノイドなどの抗酸化力のある色素が含まれています。

●「夏」の食材

夏の旬の食材は、「水気や酸味」を含みます。キュウリ、ナス、トマト、スイカなどウリ科やナス科の夏野菜は、カラダを冷やし、体調を整えてくれます。抗酸化作用の高い緑黄色野菜がカラダの酸化を防止してくれます。

●「秋」の食材

秋の食材は、消化器系の働きを活発にします。夏の太陽を浴び、甘みの増した野菜や果物、良質な油（ＤＨＡやＥＰＡ）を含む旬の魚（イワシやサバなど）をたくさん摂り、冬に備えましょう。

●「冬」の食材

冬の食材はカラダを温め、体調を整えてくれます。冷え症の方には特に根菜（ゴボウ、ニンジン、レンコンなど）がおすすめです。胃腸の働きを良くして、免疫力を高めてくれます。ビタミンＣが豊富なホウレンソウもおすすめです。

実は今の野菜は昔のものに比べると「栄養不足」だと言われています。その背景には、生産性を優先した農薬・化学肥料の使用による「畑の疲弊《ひへい》」などがあります。

「日本食品標準成分表」によると、ホウレンソウの100グラム中のビタミンCは1982年の65ミリグラムから2004年では35ミリグラムと、ほぼ半分に減っています。

ただし、注目すべきは、今のホウレンソウでも「旬」の冬採りなら60ミリグラムとなっていることです（夏採りは20ミリグラム）。冬季の低温のなかでじっくり太陽光線を浴びて地道に光合成を行い、滋養分を蓄えた冬採りには、ホウレンソウ本来のエネルギーが宿っていることがわかります。

つまり、**自然と闘って育った「旬」の野菜を食べる**にこしたことはないということです。

日本にはカラダにやさしい旬の食材がたくさんあります。

四季というすばらしい自然からの贈りものに感謝しながら、食事を楽しみましょう。

牛乳はもはや健康飲料ではない

一般的にカラダに良いとされているもので、実は腸にとってはあまり良くないものがあります。

その代表格が**牛乳**です。

健康飲料の代名詞として認識されている牛乳ですが、今やその神話も崩れてきています。

まず乳牛に目を向けてみましょう。

乳牛が飼育されている場所は、ほとんどが狭く区切られている屋内の飼育場です。そこで繋がれたまま寝起きをしています。

つまり、**不健康な環境で生かされている**ということです。

そのような運動不足の状態で飼われていると病気になりやすいので、抗生物質などが投与されることもあります。

乳を出す母牛は、人工授精により、常に妊娠をしている状態にされています。常時妊娠を強いられるため、乳房炎を引き起こします。その乳房炎の治療にも抗生物質が使われています。

本来なら牛は自然のなかで牧草のみを食べて育つはずです。しかし、飼育場で与えられる餌は、トウモロコシ、大豆、肉骨粉、脱脂粉乳、魚粉などです。

これらは、牛の成長を促進したり、牛乳に含まれる脂肪分を増やしたりするための餌です。トウモロコシや大豆などの餌を調べると、そのほとんどは遺伝子組み換え飼料であることがわかっています。

飼料には大量の農薬が含まれているものが多いのです。産地によっては、乳牛に成長ホルモンさえ投与している場合があります。

昔の牧場のように放し飼いの健やかな乳牛からとれる牛乳ならそうした有毒物質の影響を心配する必要はありません。しかし、今日の「牛乳工場」と呼ぶべき環境で生産されている牛乳は健康飲料とは言い難いものに変わってきてしまっているのです。

牛乳が便秘や下痢の原因に？

牛乳の栄養分についても見てみましょう。

牛乳にはカゼインが含まれています。

前章でもこの名前が出ていましたが、カゼインは人間のカラダでは吸収することが難しく、がん細胞の増殖に影響を与えると言われています。

乳たんぱく質のおよそ80％を占めているのがこのカゼインです。

カゼインにはα（アルファ）‐カゼイン、β（ベータ）‐カゼイン、κ（カッパ）‐カゼインの3種類のたんぱく質があります。そのなかで一番多く含まれているのがα‐カゼインです。

生《なま》の牛乳にはα‐カゼインを分解する酵素が含まれています。しかし、今日市場に多く出回っている牛乳は、衛生上の理由から加熱処理されています。加熱すると酵素が働かないので、私たちのカラダではα‐カゼインを消化できなくなります。

カゼインを日常的に摂取していると、腸の中に未消化物が滞ってしまい、腸内で炎症が起こりやすくなってしまいます。

その結果、便秘や下痢などの症状が出てきます。特に乳幼児は、胃腸が未発達ですから、カゼインの分解酵素を十分に持っていません。2歳以下の乳幼児で慢性的に下痢をしている子供のほとんどが牛乳アレルギーといっていいでしょう。

日本人の約85％以上は牛乳が合わない体質

牛乳には約5％の糖質が含まれていて、そのほとんどが乳糖（ラクトース）と呼ばれるものです。この乳糖を消化するには「ラクターゼ」と呼ばれる乳糖分解酵素が必要です。

生の牛乳にはこのラクターゼが含まれていますが、加熱してしまうとなくなってしまいます。つまり、自分のカラダで乳糖を分解するしかありません。

赤ちゃんは乳類で育てられるので、乳糖を分解する力があります。

しかし、4歳ぐらいになると、乳糖を消化するラクターゼが減退していきます。

欧米人のように長い歴史のなかで牛乳や乳製品を摂ってきた人たちは、成人になってもラクターゼをつくれる人が多く見られるようですが、日本人にはあまりいません。日本人の約85％以上は、ラクターゼの欠乏により乳糖を消化できない**「乳糖不耐症」の体質**だと言われています。

牛乳によるリーキーガット症候群や免疫異常も多いです。

乳糖不耐症の方が牛乳を飲むと、乳糖を消化できないことから消化不良・腹部膨満《ぼうまん》・便秘・下痢・おならなどさまざまな消化器症状を引き起こします。

日本人の腸は欧米人と比べると長いので、便秘症の人が多く、自分の乳糖不耐症に気づかない人もたくさんいます。

牛乳に関するネガティブな情報は、さまざまな利権やスポンサー等の関係からテレビでもなかなか取り上げられる機会がないのでなおさらでしょう。

いずれにせよ、牛乳は適度の摂取にしておきましょう。どれほど健康に良いとされているものでもとりすぎは危険です。

牛乳をたくさん飲むと骨が弱くなる!?

よく「牛乳のカルシウムは、骨を丈夫にする」と言われていますが、はたしてこれも本当でしょうか。

牛乳にはα‐カゼインが多く、母乳にはβ‐カゼインが多く含まれています。

牛乳を加熱すると、カルシウムはリン酸カルシウム塩に変わり、カラダがそれを上手に使えなくなってしまいます。牛乳には母乳の6倍のリンが存在しています。

牛乳に含まれる大量のリンが体内に入ると、リンが食べ物や体内のカルシウムや鉄分と結びつき、体外に排出されるため、カルシウム欠乏症や鉄欠乏症を起こします。子供たちが学校給食で牛乳を日常的に飲むようになって以降、子供の骨が弱くなってきていたり、子供の鉄欠乏性貧血が増加したりしている理由がここにあります。アメリカの小児科学会は1歳以下の子供には、すべての乳製品を与えないことを推奨しています

牛乳を飲むことで消化されにくいα‐カゼインを多く摂ると、腸の中に窒素残留物が増

えます。この窒素残留物が血液中に多くなると、血液が酸性に傾きやすくなるため、カラダが本来の弱アルカリ性に戻そうとします。

血液を弱アルカリ性にしてくれるのは体内のカルシウムです。

それに必要なカルシウムは骨から溶かし出されていきます。

牛乳の生理的作用では、牛乳を飲むとカルシウムの血中濃度が急激に上昇しますが、人間のカラダには、環境が変化してもカラダの状態を常に一定に保とうとする働きがあるので、血中のカルシウムが尿中に大量に排出されます。同時に血中のマグネシウムなどのミネラルも排出されます。

血中のマグネシウムが不足すると、カルシウムの吸収が悪くなってしまいます。カルシウムの吸収にはビタミンD３・マグネシウムが必要です。

世界で最も牛乳の摂取量が多いノルウェーでは、骨粗鬆症の割合がなんと日本の5倍になっています。

牛乳をたくさん飲むことでカルシウムが不足してしまっているのです。もっとも、ビタミンDは日光を浴びることでも体内でつくられるので、ノルウェーの場合は日光量が少ない（＝ビタミンD３が不足しがちになる）のも主な原因のひとつと言えます。

カルシウムを補給するには、牛乳を飲むよりも、緑黄色野菜、小魚、海藻《かいそう》、大豆製品、天日干しした魚の干物、干しエビなどを食べるほうがよいでしょう。骨を強くするには、カルシウムだけでなく、ビタミンD、ビタミンK、マグネシウムなどミネラル分の吸収を助ける栄養素を一緒に摂ることが大切です。ビタミンKが豊富なブロッコリーや春菊、マグネシウムが豊富なひじき、昆布、納豆などを合せて食べましょう。

骨の健康を維持するのはとても大切なことです。特に高齢者の場合、骨折をきっかけに要介護や寝たきりになってしまわれる方もたくさんいらっしゃいます。なので、骨の健康をしっかりと維持することが、腸の健康と同じく「健康長寿」の柱になります。

小麦は諸病の根源？

牛乳とセットで食べられることが多い食べ物の代表にパンがあります。戦後の日本はアメリカナイズされ、家庭でも学校給食でもパンに牛乳という組み合わせが当たり前になっていきました。しかし、今やこのパンが牛乳に負けず劣らず健康にとってクセモノであることがわかってきています。

それは、パンの原料である小麦が現在ではほとんど品種改良と遺伝子組み換えによるものになっているからです。**小麦は「諸病の根源」**とまで言われています。

遺伝子組み換えは、農業の生産性を高めるために行われました。除草剤を散布しても枯れず、作物に虫もつかないようにしたのです。そうすれば、農作業の手間が減り、人件費を減らすことができます。天災や虫に強い作物が育てば、生産性が上がり、農家にメリットがあるため、遺伝子組み換えによる作物が蔓延《まんえん》していったわけです。

また、農薬の使用も健康に悪影響を与え、子供の自閉症問題、母子感染など、いろいろな問題が出てきました。ちなみに、日本で1年間に使用されている農薬の量はおよそ28万トンにも及びます。これは世界トップクラスです。

品種改良と遺伝子組み換えによってできた小麦は、栄養成分もカラダへの作用も昔の小麦とは違うことがわかっています。

小麦に含まれるたんぱく質の割合は、昔の小麦が18％以上だったのに対して、今の小麦は10％です。一方、昔の小麦は糖質（アミロペクチンA）の割合が現在ほど高くはありませんでした。

小麦に含まれるこの糖質は、とても消化しやすく、劇的に血糖値を上げます。炭酸飲料よりもパンのほうが血糖値を上げてしまうほどです。なお、一般的には健康に良いとされている全粒粉のパンでさえ、血糖値を急上昇させるという点では同じです。

人間のカラダは急激に血糖値が上がる、つまり糖化を引き起こすと、血糖値を下げるため膵臓から大量にインシュリンを分泌します。これによって膵臓に負担がかかり、糖尿病を誘発してしまいます。

また、内臓脂肪が蓄積し、カラダのいたるところで炎症を起こします。それが動脈硬化・心臓病・がんを誘発するのです
小麦・糖分の取りすぎによる「糖化」(たんぱく糖化)に注意してください。

適度な糖質は細胞のエネルギーになりますが、余分な糖質は脂肪に変わったり、血中に残ったままになったりします。

カラダのたんぱく質と余分な糖質が結びつき、たんぱく質が変性、劣化して強力な老化生成物質であるAGEs(終末糖化産物)がつくり出されます。

このAGEsは、体内で分解されにくく、蓄積されると異常な老化を促進し、皮膚の老化、

動脈硬化、アルツハイマー病、骨粗鬆症、糖尿病合併症などさまざまな病気を引き起こします。

ついパンやパスタを食べたくなってしまうのはなぜ？

現代の日本人の80～90％は小麦が合わない体質だと言われています。それは小麦に含まれている主なたんぱく質のグルテンが原因です。

グルテンを摂取すると免疫細胞がグルテンを異物や有害なものとみなして攻撃し、さまざまなアレルギー症状を引き起こすのです。そのうち代表的な3つの症状を次にまとめてみました。

①小麦アレルギー（即時型アレルギー）

小麦は卵、牛乳とともに3大アレルゲンと呼ばれ、体内に入ると抗体が反応してヒスタミンなどの炎症物質を出します。そのため、皮膚のかゆみ、蕁麻疹《じんましん》、くしゃみ、鼻水、腹痛、下痢、喉の違和感、呼吸困難が生じます。

②グルテン過敏症（遅延型アレルギー）

グルテンを摂取してから、数時間から数日経って反応が出てきます。グルテンと抗体が結合し、それが患部に留まり症状を引き起こします。頭痛、めまい、うつ病、倦怠感《けんたいかん》、情緒不安定、アトピー、喘息が生じます。

③セリアック病（自己免疫疾患）

小腸の上皮細胞にグルテンが取り込まれると、免疫細胞は有害物質が入ってきたと勘違いして攻撃します。すると、小腸絨毛《じゅうもう》突起が傷つき、栄養吸収ができなくなってしまいます。慢性の下痢、腹部膨満感と痛み、体重減少、慢性疲労、過敏性腸症候群が生じます。

さらに怖いことに、小麦は消化されると、化学物質エクソルフィンが生成され、それが脳に到達してモルヒネ受容体と結合します。

そうすると、アヘンやヘロインと同じような多幸感が与えられ、中毒症状でカロリー摂取をやめられなくなり、食欲増進の依存症状が引き起こされてしまいます。

パンがおいしくてやめられない。

パスタを食べても、すぐにまた食べたくなってしまう。

そんな経験をしたことはないでしょうか。

それは、このエクソルフィンが原因です。

ちなみに、牛乳や乳製品を摂取しても同じ中毒症状を起こします。それは、やはりエクソルフィンが影響して依存症状を起こしてしまうからです。

理想は昔の日本人の食事

さて、ここまで「食」に関する情報をいろいろと述べてきましたが、細かいことをいろいろと言われて「なんだか大変そうだな……」と気おくれしている方もいらっしゃるかもしれません。しかし、実はたったひとつのルールだけ守っていれば、これまで述べてきた内容から外れることなく、腸をきれいにする健康的な食生活を送ることができます。

それは**「和食中心の食生活を心がける」**ということです。ご存知のように、和食はユネスコ無形文化遺産にもなりました。

「和食」といっても難しく考える必要はありません。ようするに、**米・味噌汁・漬物・魚・野菜**などによる**「昔から日本人が食べてきたごく普通の食事」**のことです。

結局はそれが私たち日本人にとって理想的な食事だと言えます。

具体的なメニューを挙げるなら、例えばこんな感じです。

●雑穀米

白米は甘みがあって軟らかく食べやすいものですが、そこに無農薬雑穀をブレンドしてみましょう。歯ごたえが加わることでよく噛まなければならず、その分、少量でも満腹感がもたらされます。

また、栄養価が高いだけでなく、食物繊維が豊富な雑穀を取り入れることで、余分な脂質や糖質の吸収が抑えられ、生活習慣病の予防やダイエットにもつながります。

味に慣れてきたなら、白米を玄米・発芽米に変えて雑穀をブレンドするとなおグッドです。

●味噌汁

ご飯に欠かせない味噌汁には、天然発酵の味噌を選んでください。

味噌は本来、麹菌や乳酸菌、酵母などの微生物の働きによって、複雑な風味が醸《かも》し出されています。しかし、インスタント発酵（速醸）の味噌は十分な発酵が行われていない分、たくさんの添加物が使用されており、味噌の栄養効果を得ることが難しい場合もあります。

そのため味噌は、最低でも6か月以上、できれば3年以上の熟成期間を経たものがよいでしょう。味噌や醤油などの発酵食品は腸内の善玉菌を増やしてくれるありがたい調味料でもあります。

●魚

おかずは、やはり肉より魚をおすすめします。ただし、前述の通り大型の魚には水銀がたまりやすいので、イワシなどの小魚を選びましょう。

これらの魚には、オメガ3系の不飽和脂肪酸で、動脈硬化や高脂血症を予防し、脳を活性化させると言われるＤＨＡやＥＰＡが豊富です。また、カルシウムなどの栄養素も豊富です。

●卵焼き

飼料から無農薬にこだわった地鶏《じどり》（自然養鶏）の卵がベストです。

●漬物

ミネラル豊富な天然塩を使ってつくる、乳酸菌発酵の漬物をおすすめします。浅漬けよりもよく漬けて乳酸発酵したものがよいでしょう。

●生野菜と生の果物

野菜や果物は水でよく洗ってからいただきます。無農薬栽培の新鮮なものがベストです。できるだけ農薬を用いないで育てられたものを選びましょう。午前中の食事は生の野菜と果物だけでもオッケーです。

●根菜類（海藻類）の煮物

昆布とシイタケ、レンコンやニンジンを合せて煮ましょう。海藻類はミネラルや食物繊維、カロチノイド、カルシウムなど海の滋養の宝庫です。根菜類にも食物繊維が豊富に含

理想のメニューの一例

雑穀米	白米だけよりも雑穀をブレンドしたものがおすすめ。 玄米か発芽米に好みの雑穀をブレンドすればなおグッド
味噌汁	乳酸菌が生きた天然発酵味噌を使用。 最低でも6か月以上の熟成期間
魚	近海のきれいな海の小魚（イワシなど）がよい。 水銀が蓄積された大型魚は避ける
卵焼き	飼料から無農薬にこだわった地鶏の卵がベスト
漬物	自然農法、天然塩のものがよい。 浅漬けよりもよく漬けて乳酸発酵したものがよい
生野菜と生の果物	野菜や果物は水でよく洗う。無農薬栽培の新鮮なものがベスト。 午前中の食事は生の野菜と果物だけでもオッケー
根菜類(海藻類)の煮物	昆布とシイタケ、レンコンやニンジンを合せて煮る

まれています。

あくまでもこれは理想のメニューです。いきなりこれらをすべてつくろうと思っても大変でしょうから、例えば白米に雑穀をブレンドしてみたり、肉類を小魚に変えてみたり、発酵食をプラスしてみたりと、できることからはじめてみましょう。

そのうち「食べ物」のおいしさと日々の健康を実感するようになると、自然と食卓がこのようなメニューに近づいていくと思います。

腸をきれいにするなら、まずは食物繊維

昔と今の日本人の食事を比べてみると、肉や乳製品をたくさん食べるようになる一方で、あまり食べられなくなった大切なものがあります。

それは、**食物繊維**です。

大豆などの豆類、玄米や雑穀類、ゴボウやレンコンなどの根菜類、イモ類、きのこ類、海藻類……昔の日本人が毎日食べていた食事には食物繊維が豊富に含まれていました。

食物繊維は腸の働きにとって欠かせない栄養素です。

食物繊維の多くは小腸では消化されません。その代わりに大腸の腸内細菌の善玉菌が喜んで消化してくれます。善玉菌は食物繊維を発酵させ、酢酸や酪酸などの「短鎖脂肪酸」という物質に転換させてくれます。

この短鎖脂肪酸が優れものなのです。

短鎖脂肪酸は体内に吸収されると、細胞のエネルギー源になります。

腸内を弱酸性に保ち、悪玉菌の増殖を妨ぎます。

発がん物質の生成を防いだり、炎症を抑えたり、免疫細胞を活性化したりします。

なによりすばらしいのは、腸の蠕動運動を促進することです。

食物繊維は私たちの腸の活動を支えてくれる強力な助っ人です。便秘の解消、大腸がんの予防にも役立ってくれます。

ちなみに、食物繊維は水溶性と不溶性の2種類に大別されます。

水溶性食物繊維は水に溶けやすく、胃腸内をゆっくりと進み、糖の吸収をゆるやかにします。昆布やワカメなどの海藻類、きのこ、こんにゃく、野菜、イモ類などの食物繊維がそれです。

不溶性食物繊維は水に溶けにくく、消化・吸収されにくいため、腸内の不用なものを抱え込んで便となって排泄します。大豆等の豆類、玄米や穀物（皮付き）などの食物繊維がそれです。

この食物繊維を豊富に含んだ食べ物をたくさん食べることが腸をきれいにする大きなポイントになります。

まさにスーパーフード！現代人に嬉しい雑穀の栄養バランス

先ほども述べた通り、普段のお米に雑穀をプラスしてみるという食べ方は本当にお手軽でおすすめです。**雑穀には腸をきれいにしてくれる食物繊維も豊富**に含まれています。

雑穀は縄文時代から日本で栽培されてきたことが遺跡の発掘などからわかっています。

まさに日本人の主食のルーツとも言える食べ物です。

しかし、戦後になって私たち日本人の食習慣が大きく変化し、雑穀の消費量は急激に減少しました。鳥の餌などの飼料としてしか利用されなくなったことで、長い間「おいしくないもの」として扱われてきたことも事実です。

しかし、健康に対する関心の高まりとともに最近では雑穀の栄養価や機能性が見直され、スーパーなどの米売り場でも手軽に購入できるようになっています。

例えば、キビ団子の材料となるキビは、抗酸化作用が非常に高いという特徴があります。

その秘密は、キビの黄色い色素の元となっているポリフェノールです。ポリフェノールは活性酸素を除去する働きをもっています。

キビは白米と比較すると、食物繊維が約3倍、マグネシウムが約4倍、亜鉛が約2倍など、現代人に不足しがちな栄養素を補ってくれます。白米とブレンドして炊くことで、甘みともちもちした食感がプラスされておいしくいただけます。白米8に対し、キビ2ぐらいの割合からはじめて、食べ慣れてきたら徐々に雑穀の割合を増やしていくとよいでしょう。

雑穀は主食としてだけでなく、おかずにも活用できます。

タカキビは、なんと食物繊維が白米の19倍と豊富で、ダイエットに役立つ嬉しい穀物です。ひき肉のような色合いと食感から「ミート・ミレット」の異名を持ちます。その名の通り、タカキビを一晩水に浸けた後で20〜30分ほど茹《ゆ》で、少量のひき肉や豆腐と混ぜれば、ヘルシーなハンバーグをつくることができます。

アマランサスは、アンデス地方の山岳地帯で紀元前5000年ぐらいから栽培されてきたと言われる作物です。カルシウムやミネラル、鉄分などの他にたんぱく質も豊富で、雑穀のなかでも特に栄養バランスに優れています。NASA（アメリカ航空宇宙局）が「21世紀の主食」と認め、宇宙食にも取り入れられているほどです。

白米と混ぜて炊くのもよいですが、独特の香りを活かし、クリーム系やトマト系のパスタソースの具として使ったり、アマランサスをそのままフライパンで妙って、サラダなどのトッピングにしたりしてもおいしくいただけます。

その他にも優れた栄養バランスを備えた雑穀がたくさんあるので、ぜひ普段の食事に取り入れてみてください。

雑穀の種類と主な栄養成分

キビ	粒の黄色い色素はポリフェノールで抗酸化作用に優れている。ビタミンB1、B6、亜鉛、マグネシウム、ナイアシンが豊富。甘みが強く、もちもちした食感が特徴
アワ	ビタミンB1、B6、E、ナイアシン、カリウム、鉄、亜鉛などを豊富に含む。パントテン酸の含有量も高い。その名の通り淡い風味で、くせがなく食べやすい
ヒエ	善玉コレステロール値を高める作用があると言われる。ビタミンB6、ナイアシン、カリウム、リン、亜鉛を多く含む。冷めるとパサパサしやすい
タカキビ	ポリフェノール、カリウム、リン、ビタミンB1、B6を含む。赤みを帯びており、肉のような歯ごたえがあることから「ミート・ミレット」とも呼ばれる
アマランサス	カルシウム、ビタミンB6、葉酸、鉄、亜鉛の含有量が非常に多い。独特の香りがあり、少し苦味があるのが特徴
ハト麦	ビタミンB1、B2、ニコチン酸のほか、カルシウム、ナトリウム、リン、鉄などのミネラルも豊富。便秘の解消や動脈硬化の予防等に
黒米	たんぱく質やビタミン類、ミネラル、アントシアニンが多く含まれ、活性酸素除去、眼精疲労回復、血流改善等に効果が期待されている
緑米	中性脂肪やコレステロール値を下げるクロロフィル色素、血液浄化作用のある亜鉛、マグネシウム等を含む。収穫量が少なく「幻の米」と呼ばれている

おすすめは「玄米食＋雑穀」です

白米に雑穀をプラスするのもおすすめなのですが、私が最もおすすめするのは「玄米食」です。

玄米は栄養価が高く「生命エネルギーの塊」のような食材だからです。

玄米は米粒一つひとつから芽を出し、稲を実らせるほど高い生命力を持ち合わせています。そして、完全栄養食と言われるほどに、カラダに必要なビタミン・ミネラルなどを多く含んでいます。胚芽《はいが》に含まれる成分のフィチンやＩＰ－６は、表皮の食物繊維と合わせ、デトックスにも有効です。玄米には放射性物質の解毒作用もあり、がんの治療法のひとつである放射線治療による後遺症を改善する役割も担っていることがわかっています。

玄米の栄養と効能について簡単に紹介すると、次のようなものがあります。

①炭水化物・たんぱく質・脂質・ビタミン・食物繊維など栄養素がバランス良くそろっ

ていて、必要な栄養の7割がまかなえる

②デンプン質（糖質）ばかりの白米と違い、血糖値が上がりにくい

③胚芽・糠に多く含まれる米油（リノール酸）が血中のコレステロールを下げてくれる

④食物繊維が腸内のコレステロール、脂肪、発がん物質などを排泄する

⑤玄米に含まれるイノシトール、γオリザノールという栄養成分が肝臓の働き、解毒（排毒）効果を高め、放射性物質を中和・解毒させる

私たちが普通に食べている白米は、玄米から表皮（糠層）を取ったお米（胚乳）です。その成分のほとんどは糖（炭水化物＋食物繊維）です。一方、玄米の胚芽や糠層には、動物の生命維持に必要不可欠な栄養素がたくさん詰まっています。

玄米の糠にはＲＢＡ（Rice Bran A）とＲＢＦ（Rice Bran F）という2種類の抗がん成分が含まれています。ＲＢＡは、多糖類の一種（α－グルカン）であり、リンパ球を刺激して、免疫力を活性化させます。ＲＢＦは、がん細胞が増殖に必要なエネルギーを熱に変えて消費させます。

また、玄米には、がん細胞に有効な成分のアミグダリン（ビタミンＢ17）も含まれています。アミグダリンは、がん細胞周辺に多量に存在するβ－グルコシダーゼという分解酵素により、ベンズアルデヒドとシアン化合物になります。これら2つの毒性が複合し、がん細胞だけを選んで破壊してくれるのです。

なお、玄米を食べると「フィチン酸」が体内のミネラルを奪うと誤解している人がいますが、玄米に含まれているのはフィチン酸ではなく「フィチン」です。

フィチンは複数のミネラルと結合した状態で存在し、体内のミネラルを奪うどころか、補う働きをしています。また、ミネラル吸収率を上げることも証明されています。さらに、抗がん作用や心臓・血管疾患の予防効果まであるのです。

発芽玄米は自分で発芽させることが大事です

玄米を食べるときに注意しなければならないのは、玄米に含まれるアブシジン酸（ABA）です。

アブシジン酸は、植物の発芽を調整する「発芽抑制因子」です。種子が外敵に食べられないように毒を持っています。それが人間の体内に入ると、細胞小器官であるミトコンドリアに悪影響を及ぼします。

ミトコンドリアはエネルギー代謝に関わる重要な器官ですが、アブシジン酸によってその働きが低下します。その結果、低体温や不妊、がんなどになりやすくなり、免疫力も低下してしまいます。体内の酵素の働きが鈍くなり、ホルモンのバランスも崩れてしまいます。

玄米を食べる際には、そんなアブシジン酸を無害化させなければいけません。

やり方は簡単です。

まず、玄米を炊く前に、玄米を水に浸し発芽させます。玄米を発芽させることで、不活化させるのです。発芽させる水温は30〜37℃くらいで、夏場は12〜24時間、冬場は24〜48時間を要します。発芽させすぎると玄米がおいしくなくなるので、芽は0・5ミリ程度にします。発芽させたあとの水は、菌が増殖していることがあるので取り替えましょう。

市販の発芽玄米は、無理に発芽を止めた状態にあります。

それによって、アブシジン酸が通常より多く働いてしまうため、発芽玄米は自分で発芽させることが大事です。

また、超高温・高圧でアブシジン酸の物質構造を完全に変質させてしまいましょう。普通にお米を炊けば、アブシジン酸はほとんど不活化します。高温高圧のお釜を使ったり、お米を煎《い》ったりすることでもアブシジン酸を確実に不活化できます。

玄米はよく噛まないと食べにくいのですが、それもまた玄米の良いところです。噛むという行為は脳に刺激を与えてくれます。唾液もたくさん分泌され、消化を助けてくれます。加えて、唾液のなかにはいろいろな酵素が入っているので、噛んでたくさん唾液を分泌するのはカラダにとても良いことなのです。玄米は消化しにくいので、100回以上噛むと胃に負担がかからなくてよいでしょう。

腸を無視した糖質制限食は危険！

もしかするとみなさんのなかには、今流行りの糖質制限ダイエットをしていて、白米などの炭水化物を摂らないようにしている方もいらっしゃるかもしれません。

しかし、**腸を無視した糖質制限は命に関わる**ことも知っておいてほしいと思います。

例えば、お米を一切食べず、肉しか食べないという糖質制限法がたまにテレビや雑誌で紹介されることがあります。

本書をここまで読んでくださった方なら、それがいかに腸を無視した食事であるかがよくわかると思います。もちろん、絶対にやってはいけません。

確かにお菓子の白砂糖や加工食品などの糖質は控えるべきですが、糖質制限をする場合でも、お米は絶対に抜いてはいけないのです。

糖質はいろいろな食べ物から摂取できますが、特にお米のデンプン、βデンプンは細胞のエネルギー源として不可欠なものです。また、冷えたおにぎりのβデンプンは腸の餌になり、免疫を上げる働きがあることも知っておいてください。

糖質の制限というと「とにかく炭水化物を抜く」という発想をされる方がいますが、炭水化物と糖質はまったく同じものではありません。

カリフォルニア長寿研究所リハビリセンター（LRC）で次のような実験が行われました。

まず、高血圧、心臓病、動脈硬化、痛風、糖尿病などの症状がある8名をA群とB群の2つのグループに分けます。

そして、A群の19名には現代人の食生活（アメリカ心臓病学会標準食）をしてもらいB群の19名には昔の日本食（長寿研究所食）を食べてもらいました。

A群の食（現代人の食事）＝デンプン40％＋脂質40％＋たんぱく20％
B群の食（昔の日本食）＝デンプン80％＋脂質10％＋たんぱく10％

その結果、A群の人たちの症状は変わりませんでしたが、B群の人たちには顕著な改善が見られたのです。

つまり、デンプンがカラダにやさしく、デンプン主食が健康長寿をもたらしてくれるということです。

また、**デンプン主食はがんにも有効**だということがわかってきました。

健康長寿を保つために大切なことは、人類に最適な食として自然農法による玄米植物食中心のエネルギー食にすること。そして微量栄養素（ビタミン、ミネラル、繊維、ファイトケミカル、糖類、酵素）を豊富に摂ることです。

この実験データでは、3大栄養素の比率を「〈デンプン〉8対〈脂質〉1対〈たんぱく〉1」

としていますが、もう少し大豆等で良質のたんぱく質を入れてもいいかもしれません。

ちなみに、アメリカの研究では「非炭水化物食」によって死亡率が上がるというデータもあります。何ごとも過度な食事制限はカラダに良くない（むしろ危ない！）ことをしっかりとわかってほしいと思います。

発酵食品で善玉菌を優位に

バランスの良い腸内細菌は善玉菌：悪玉菌：日和見菌の比率が2：1：7であることは第2章で述べました。腸内環境を整えるためには、悪玉菌に対して善玉菌を優位な状態にしておくことが大切です。そのためには直接「菌」を食べるのも有効です。

腸に有益な善玉菌は発酵食品に豊富に含まれています。

味噌、醤油、キムチ、漬物などには乳酸菌が豊富に含まれています。味噌、醤油は自然発酵のものを食べるようにしましょう。

納豆は乳酸菌でなく納豆菌ですが、やはり腸内環境によい菌です。

よく「乳酸菌は消化酵素で死んでしまうから腸まで届かない」と言いますが、死んでも善玉菌の餌になるので効果はあります。「生きたまま腸まで届く」乳酸飲料ももちろん有益です。

ただし生きて腸まで届いても、悪玉菌を押しのけて新たな乳酸菌がごっそり入れ代わるというところまではいかないようです。どうやら腸内細菌最の縄張り意識は強力らしく、たくさん乳酸菌を食べても、すでに棲んでいた乳酸菌のエリアをわずかに広げる程度かもしれません。それでも積極的に乳酸菌を摂取していると、便秘の解消やアレルギーの改善など徐々にカラダが変わってくるのが実感できると思います。

自宅で簡単！「こうじ水」で腸をきれいに

発酵の話との関連で言うと、自宅で簡単につくれる健康ドリンクとしてぜひみなさんにおすすめしたいのが「こうじ水」です。

ご存じの方も多いかもしれませんが、こうじとは、米や麦、大豆などにこうじ菌を繁殖させたものです。こうじ菌は発酵食品をつくるために働く微生物で、古くから味噌や醤油、酒などをつくるために利用されてきました。

ちなみに、米からつくったこうじは「糀《こうじ》」、麦からつくったこうじは「麹」です。こうじ水では糀を材料に使います。

こうじ水の効果・効能には大きく分けて2つあります。

1つ目は、こうじに30種類以上も含まれていると言われる「酵素」の効果です。

なかでも炭水化物をブドウ糖に分解するアミラーゼ、たんぱく質をアミノ酸に分解するプロテアーゼ、脂肪を脂肪酸に分解するリパーゼなどの消化酵素は、胃の不快症状を改善します。

また、酵素によって生み出されるオリゴ糖が善玉菌を増やし、頑固な便秘や下痢も解消。腸内環境が整うことで免疫機能が高まり、花粉症やアトピーなどのアレルギーにも良い影響が期待できます。

こうじ水の2つ目の効能は、豊富な「栄養素」によるものです。

「こうじ水」がもつ驚きのチカラ!!

① 豊富な酵素の力によって腸内環境が改善し、便秘・下痢を解消
② 腸内環境が整うことで免疫機能が高まりアレルギー症状を改善
③ 豊富なビタミンB群と酵素の相乗効果で糖尿病や肥満を解消
④ 豊富なミネラルで骨粗鬆症予防、血圧降下・抗がん作用も
⑤ ポリフェノールが活性酸素を撃退、必須アミノ酸が老化を防止

疲労回復に役立ち、糖質や脂質の代謝を促すビタミンＢ1、Ｂ6、Ｂ12などのＢ群はこうじ水に含まれる代表的な栄養素です。炭水化物や脂質を分解する消化酵素との相乗効果で、血糖値やコレステロール値、中性脂肪値を低下させる効果も期待できます。

また、こうじ水にはカリウムやカルシウム、マグネシウム、亜鉛、セレンといったミネラルも豊富です。ビタミンＢ6とマグネシウムには血圧降下作用があり、カルシウムとマグネシウムには骨粗鬆症予防効果、セレンには抗がん作用があると言われています。

その他、こうじ水には体内の活性酸素を除去する抗酸化物質であるポリフェノール、筋肉や血管をつくるうえで必要不可欠な物質である必須アミノ酸も含まれています。

こうじ水は毎日飲み続けることが大切

もともと私たちは生まれながらにして体内に一定量の酵素を持っています。その酵素は、消化を助ける酵素と、消化以外のあらゆる生命活動をサポートする代謝酵素とに分けて使われているのですが、量に限りがある酵素は加齢とともにしだいに減っていくのも事実です。年齢を重ねるとともに胃腸の不具合が起きやすくなるのは、そうした酵素の減少も要因のひとつと考えられています。

こうじ水によって酵素を補い腸内の消化活動がスムーズに行われれば、その分節約できた酵素を代謝活動に回すことが可能になり、体全体の代謝を上げることができます。腸内環境が整うことによる相互作用で、腸内の代謝や免疫機能が高まれば、病気にかかりにくい健康なカラダを維持できるというわけです。

では、こうじ水のつくり方を紹介していきましょう。

用意するこうじは特別な品ではなく、市販されているものでかまいません。スーパーなどで簡単に手に入ると思います。「乾燥こうじ」と「生こうじ」が売られていると思いますが、どちらを使ってもオッケーです。

材料はこうじ（糀）１００グラムとミネラルウォーター５００ミリリットルです。

その他、だし用のパックと、こうじ水を保存するためのポットを用意します。

手順はわずか**3ステップ**。

■こうじ水のつくり方3ステップ

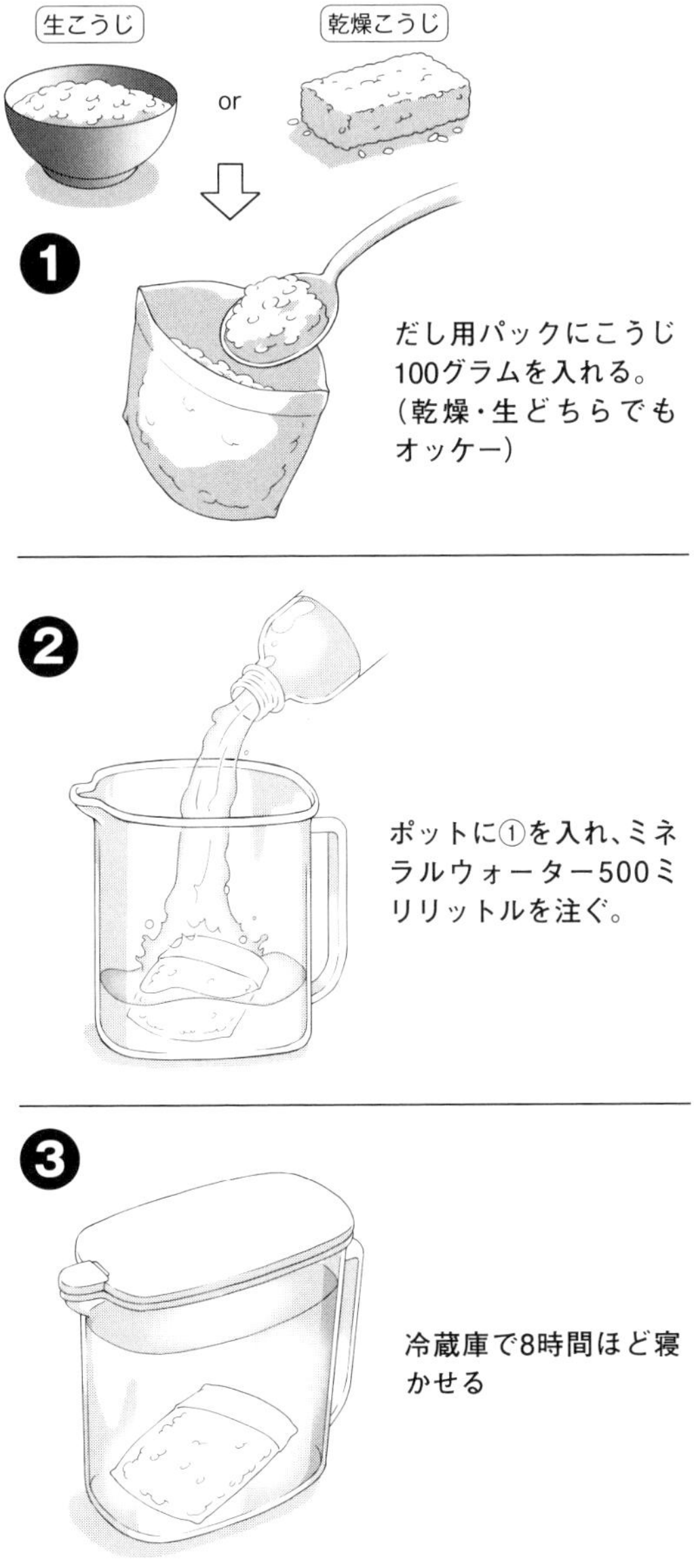
生こうじ
or
乾燥こうじ
❶
だし用パックにこうじ100グラムを入れる。（乾燥・生どちらでもオッケー）
❷
ポットに①を入れ、ミネラルウォーター500ミリリットルを注ぐ。
❸
冷蔵庫で8時間ほど寝かせる

これで完成です。寝る前に②までしておけば、朝起きた頃には完成しています。

ほかにもつくり方はあるのですが、おそらくこれが一番簡単だと思います。

完成したこうじ水は必ず冷蔵庫で保存するようにしてください。飲むときはコップに入れて常温に戻すとカラダを冷やすこともありません。ただし、加熱は厳禁です。せっかくのこうじの酵素が壊れてしまいます。

パックのこうじは3回繰り返し使えます（ただし1週間以内）。使い終わったこうじはパックから取り出して料理等に利用したり、だしパックに入れたまま入浴剤として利用したりすることもできます。

一日にコップ半分〜1杯を目安に3日以内に飲み切るようにしましょう。一日で500ミリリットルを飲み切ってもかまいませんが、一気に飲むとお腹がゆるくなる場合もあるので、こまめに摂取することをおすすめします。大切なのは毎日飲む習慣をつけることです。もしこうじ水を飲んで下痢などの体調不良になったなら、すぐに飲むのをやめてください。こうじ水は薬ではなく、あくまでも健康法です。体質によっては合わない方もいらっしゃいます。

ちなみに、こうじ水は飲むだけでなく、化粧水やヘアケアなど美容アイテムとしても利用できます。ただし、その際には必ずパッチテストを行いましょう。もし赤みやかゆみが現われた場合は使わないようにしてください。

今日のスーパーの買い物でできることからはじめる

本書の内容をいきなりすべて実行しようとしてもなかなか難しいと思います。まずは「腸をきれいにしたい」という意識と、それに結びつく行動を「毎日続ける」ことが大事です。

私もそうなのですが、付き合いの関係上どうしても外食を避けられないという方は多いと思います。

外食時にもこれまで述べてきたことを参考に、できるだけカラダに良さそうなものを選んでください。また、外食のメニューは量が多いので、食べすぎたら次の日の食事量をセーブするなど調節してみましょう。

その他、日常の行動でいうと、スーパーでご飯の材料を買うときには、

●加工食品をできるだけ避ける

●産地をチェックする

●魚介類は養殖ではなく天然のものを選ぶ

●野菜・果物は遺伝子組み換えでないもの、無農薬の自然農法によるもの、生産履歴がオープンにされているものを選ぶ

こうしたことを日頃から意識するだけでも結果(腸のきれいさ)は大きく変わってきます。

野菜(および果物)に関して補足しておくと、農薬の影響等もあるので「形の良い野菜＝良い野菜」ではないことに注意が必要です。

しかし、だからと言って「形の良い野菜＝農薬が使われた野菜」というわけでもありません。

無農薬でも工夫次第できれいな形の野菜が育つからです。

なので、野菜や果物などの農作物は、情報収集に労を惜しまず、なるべく生産履歴がオー

プンにされているもの（良心的な生産者がつくった農作物）を選びましょう。

一方、見た目や手に取った感触からわかることもたくさんあります。

例えばトマト。

青みがかったものは有毒成分が含まれているので避けるようにしてください。

また、ニンジンなら、全体的に色が濃く鮮やかなもの、中芯の直径が小さいものがおすすめです。

頭部に近い肌が緑色のものは味が落ちるのであまり良くありません。

このように野菜には品質の良いものを見分けるコツがあるので、スーパーで買い物をする際には次ページの表を参考にしてみてください。

その他の野菜や果物についても調べるとたくさん情報が出てくると思うので、興味をもたれた方はぜひ調べてみてください。

品質の良い野菜の見分け方

トマト	青みがかったものは避ける(有毒成分が含まれている)
キュウリ	トゲがしっかりしているものが新鮮。太さが均一なものがよい
キャベツ	巻きがしっかりして重たいもの、 外の葉は緑色で生き生きしたものがよい
ジャガイモ	ふっくらとして、丸みがあって、皮に傷がないものがよい
長イモ	皮が薄く、傷や斑点のないもの、あまり太すぎないものがよい
サツマイモ	ふっくらとして、表面の色が均一でなめらかなものがよい
シイタケ	カサの肉づきがよく、厚ぼったいものがよい
えのき	袋の中の空気が少なく、カサが白くて硬いものがよい
インゲン豆	緑色が濃く、細めで、みずみずしいものがよい
白菜	全体的に色が濃く鮮やかなもの、中芯の直径が小さいものがよい。 頭部に近い肌が緑色のものは味が落ちるので避ける
ピーマン	緑色が濃く、全体にツヤがあり、ハリのあるものがよい
ゴボウ	全体的に同じ大きさのものがよい。付け根が黒ずんでいるもの、 ス(芯にできるすき間)が入っているものはダメ (内部が割れて亀裂が入っているものはダメ)
カボチャ	大きさのわりに重く、切り取った茎の部分に縦ヒビがないものが新鮮
ナス	色が紫で濃いものがよい。ヘタの切り口が新しく、 トゲが痛いぐらいのものが新鮮でよい
ネギ	白い部分が長くて柔らかいもの、葉が先まで緑色のものがよい
タマネギ	玉が固く皮が乾いているものがよい
大根	白く硬いものがよい。首が黒いもの、スが入っているものはダメ (内部が割れて亀裂が入っているものはダメ)
ブロッコリー	つぼみが大きく、濃い緑色をしていて、 全体にこんもりとよく締まっているものがよい
ホウレンソウ	葉の色が濃く、みずみずしくてハリがあるものがよい
レタス	切り口が白く、その部分を押すとへこむくらいが新鮮でよい
ショウガ	根がふっくらとして、肉質があるものがよい

「いただきます」と「ごちそうさま」の意味を考える

先ほども述べた通り、本書の内容はできることから取り組んでいただければよいのですが、毎日の食事に関してはできるだけ早く意識を変えて「本物の食べ物」つまり**「人に良い物」**を口にするようにしてください。そして、手間を惜しむことなく、自分なりの「ごちそう」を用意してください。

「ごちそう」と聞くと高価な食材や高級料亭・レストランでの食事などを頭に思い浮かべるかもしれませんが、そうではありません。

ごちそうは漢字で書くと**「御馳走」**――あちこちに馳《は》せ参じて（馳走して）苦労して手に入れたものだから「ごちそう」なのです。

つまり、食材選びから調理まで、手間暇をかけられて食卓に並ぶ「食べ物」こそが本当の「ごちそう」だと言えます。

だからこそ、私たち日本人は食事のあとに「ごちそうさまでした」と感謝の気持ちを伝えるのです。

食卓の上に置かれた箸《はし》はあちら（死）の世界と、こちら（生）の世界の境界線を表しています。

「あちら」に旅立った食べ物の命をいただくことで、「こちら」の私たちは生きていくことができます。

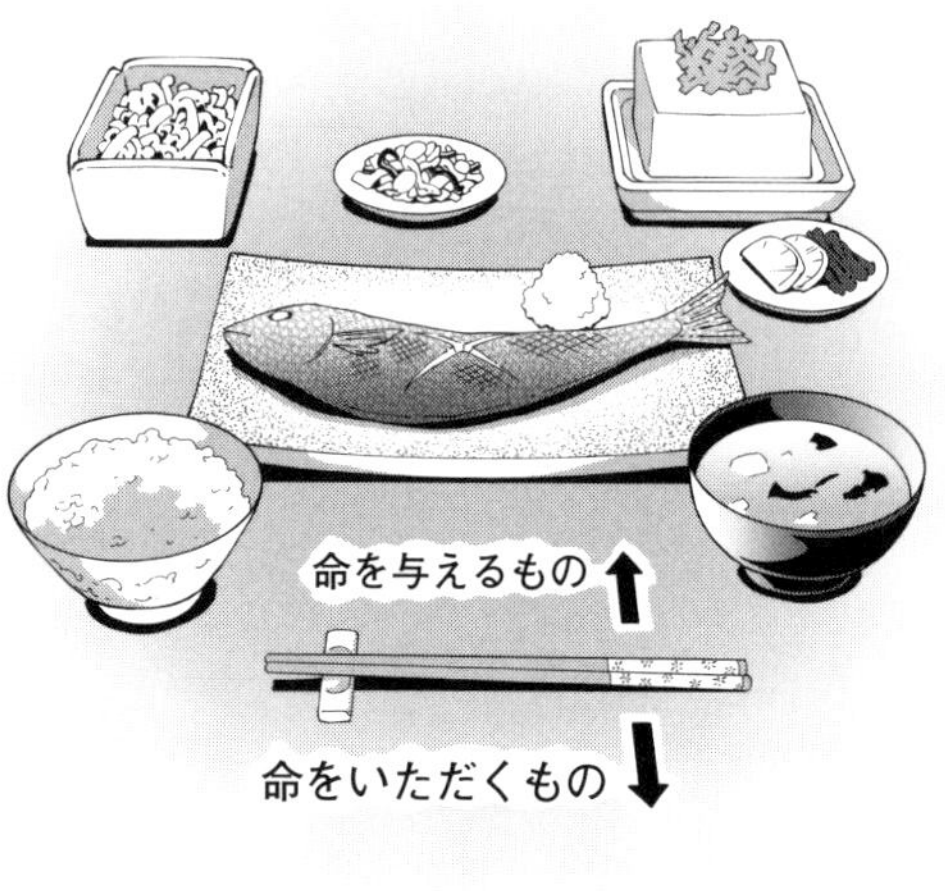

食事の前には、いろいろな人の手間を経て食卓に並び、私たちに命を与えてくれるものたちに**「ありがとうございます」と感謝**して、「（命を）いただきます」と手をそろえる。
食事が終われば「ありがとうございました」という感謝の気持ちとともに**「ごちそうさまでした」と箸を置く**。
すばらしい習慣ではないでしょうか。
日本人が先祖代々受け継いできた「和食」の知恵や想いを大切にして、あなたの腸を守ってください。

第5章

もっと、腸をきれいに

ストレスは腸の健康にとって一番の大敵

腸の健康は日々の食事だけでなく、生活習慣によっても左右されます。この章では腸をきれいにするための生活習慣について見ていきましょう。

腸の健康に一番の大敵はやはりストレスです。

過去の私も多忙ななかでの生活習慣の乱れからストレスがたまり、それが腸に悪影響を及ぼして乳がんになってしまいました。

ストレスとは、もともと、精神の緊張や心労、苦痛、寒冷など、日常ごく普通に見られる刺激が原因で起こる「生体機能の変化」のことです。ストレスによって腸の働きが低下すると、免疫力が低下したり、脳にも悪影響が及んだりします。すると、ますますストレスに対抗する力が弱まるという悪循環に陥ってしまいます。

私たちは、カラダの異変は比較的すぐに気づくことができますが、心が悲鳴を上げていたり、痛みを感じていたりすることには、なかなか気づきにくいものです。自分のカラダを大切にするのと同じように、ぜひ自分の「心」にも目を向け、大切にしていただきたいと思います。次のような症状が出てきたら、高ストレスのサインなので要注意です。

□休日に外出したり、人に会ったりするのがしんどい
□朝起きるのがおっくうだ
□お酒の量が増えた
□タバコを吸いはじめた（またはタバコの量が増えた）
□疲れやすく、疲れが取れにくい
□忘れっぽくなった
□身だしなみにあまり気を使わなくなった
□やるべき仕事があるのに、なかなか手につかない
□仕事に集中できず、長続きしない
□緊張やあせりを感じることが多くなった
□ささいなことでイライラする
□職場（学校・家庭）での自分の評価が低いと感じている

ストレスに負けない心をつくる

現代の複雑化した社会で生きるうえでは、誰もが人間関係や家庭、会社などでなんらかのストレスを感じながら生活しています。

例えば転職や部署異動、引越しなどは、新しい環境に適応するべく極度に緊張するため、その人が想像する以上のストレスを感じる傾向があります。

また、会社での昇進や昇給、栄転、結婚などのおめでたい出来事でも、逆にプレッシャーを感じて、多大なストレスを受けることがあります。

現代社会でまったくストレスのない生活を送ることは、あまり現実的ではありません。

しかし、過剰なストレスは、カラダに症状が出る前になんとか食い止めなければなりません。

まずは、いかにこれらの日常的なストレスと上手に付き合っていくかを考えることが大切です。ストレスに負けない**「丈夫な心づくり」**のために、次のようなことを心がけてみてください。

●マイペースを貫く

マイペースで過ごすことを心がけ、できるだけ仕事や特定の人間関係などといった「ストレスの原因」を忘れる時間をつくることが大事です。

映画やお芝居、音楽、習いごと、スポーツなどの趣味や、仕事などとはまったく別の人間関係など、自分が心地よいと思う「居場所」を見つけてみてください。

日常的にストレスを感じる場所のほかに、もうひとつ軸となる居場所を持つことで、ずいぶんと気持ちが軽くなります。

特に好きな音楽を聴くことは、音楽療法の一環でもあり、脳をリラックスさせて活性化してくれるとともに、認知症の予防にも効果があるのでおすすめです。

●完璧主義を捨てる

ストレスを感じやすい人は完璧主義で、「失敗しちゃいけない」と思い込む傾向があります。また、人の期待に応えようとしすぎて、頑張りすぎてしまう人も、ストレスを余計に抱え込むことが多いようです。

例えば、何か頼みごとをされて、とても忙しいから断りたいのに「できません」と言えずに引き受けてしまう人がその典型だと言えます。「せっかく頼まれたのだから、ちゃんとやらなければ」と責任を感じ、疲れているのに無理をしてしまうのです。その仕事が評価されればまだ救われるのですが、相手に大して感謝されなかった場合、「私はいったいなんのために頑張ったのだろう……」と、さらに落ち込んでしまいます。

人間のカラダはひとつしかないので、できることは限られています。

まずは「頑張りすぎる自分」をやめるところからはじめてみましょう。

●思考パターンを変えてみる

腸の不調を訴える患者さんのなかには、神経質だったりネガティブだったり、「こうでなければいけない」という考えを持つ人など、ストレスを抱え込みやすい人が多くいます。そのメンタルの問題が症状の悪化に影響しているのかもしれません。

「こうでなければいけない」にとらわれず、ゆったりとした気持ちで過ごす方法を模索してみてください。

そして、自分の思考パターンが、自分の人生の方向性を形づくっているということを、ぜひ認識していただきたいと思います。

例えば、このように考える人がいます。


「最近いいことが続いたから、今度は絶対なにか悪いことが起こりそうな気がする」

「あんな素敵な人と私が仲良くなれるわけがない」

「私は年上の上司に嫌われやすい」


しかし、これらは本人がそう思い込むことによって、知らず識らずのうちに「そうなるような行動」へと自らを誘導してしまっているにすぎません。

心身の健康のためにも、こうしたネガティブな思考パターンを断ち切ることをおすすめします。

思考パターンを変えるためのポイントとしては、前向きではない考え、否定的な考えをとりあえずやめてみることです。

例えば「あの人は私のことを悪く思っているのでは……」と勝手に推測するのをやめてください。「私が○○しないと、みんなから嫌われるのでは……」など、考えても仕方がないことを深く考えないようにしてください。

ノートに自分のこれまでの気持ちや、これからの希望を素直に書き込んでみるのも有効です。書くこと自体がストレス解消にもなるのですが、自分の思考を視覚化して俯瞰《ふかん》することで「あのときはすごく嫌な思いをしたけど、よくよく考えればそれほど落ち込むほどのことじゃなかったのかも……」「○○したいって思っていたけど、それって私が本当に望んでいることなんだろうか……」と、それまでの自分の思考パターンを変えるいろいろな「気づき」を得られます。

悩みはひとりで抱え込まず、信頼できる第三者や公的な機関に相談することも大切です。悩みごとを自分の頭のなかだけでこねくり回していても、いい結果に結びつくことはありありません。それよりは一度それを他人の頭を通して眺めることで、自分にはまったくなかった発想でそのストレスに対処できるようになるかもしれません。

ネガティブな思考の方は自分ひとりで悩みを抱え込む傾向にあるので、誰かを頼ることも忘れないようにしてください。

●ストレスの原因と向き合う

とても勇気がいることかもしれませんが、時には「ストレスの原因」と直接対決すると も大事です。

まず、自分が今感じているストレスを整理してみましょう。

メモ帳などに、次のようなことを書き出してみます。

・自分にとって、今何がつらいのか
・それに対して自分はどうしたいのか
・現実的な解決策は何か

例えば苦手な人がいた場合、「その人のどんなところを苦手に感じるのか」「どんな振る舞いが自分をつらくさせているのか」「それをなくすにはどうすればいいのか」を書き出してみます。

その人が会社の上司なら、配置換えを希望する、他の部署の上司に相談する、同僚に意見を聞いてみる、社内外の相談窓口を利用する、直談判《じかだんぱん》するなど、具体的に考えられる限りの選択肢を挙げていきましょう。

そうすることで、問題点があらためて浮き彫りになり、自分の今後の課題が見えてくるはずです。そして、自分が一番いいと思った解決策を、実際に実行してみましょう。

たとえ思ったような改善が見られなかったとしてもまったく落ち込むことはありません。「私はこの経験から学ぶことができた」と前向きに考える強さを持ってください。

ストレスは必ずしも悪い影響ばかりではなく、うまく付き合うことができれば心に適度な緊張感を与え、人間を鍛えてくれるものでもあります。そのつど対処していきながら、無理せず、ほどほどに付き合っていきましょう。

●思いやりと感謝で心を健康に

日頃忘れがちですが、思いやりの心と感謝の気持ちを持つことが心の健康にとっても大切です。思いやりと感謝によってもたらされる心のおだやかさは、最高のストレス対策になると言えるでしょう。

日本には、昔から「言霊《ことだま》」という言葉があります。美しい言葉を正しく使うことで、正しい行いにつながるという日本古来の考え方です。言葉には魂が宿っているので、使い方ひとつで人生を左右するほどの力があると言われてきました。

例えば「嫌い」「ばか」「むかつく」などというマイナスの言葉を発してしまうと、最初はそこまで相手に嫌な感情を抱いていなかったのに、本当に相手を嫌いになってしまうことは、決して珍しいことではありません。

また、「めんどうだ」「つらい」「やりたくない」といったマイナスの気持ちを持っていたとしても、あえて「大丈夫！」「きっと自分ならできる！」などの前向きな言葉を使うことで、気持ちまでプラスに変化することもよくあることです。

怒りや不平不満の言葉をまき散らしていると、せっかくすばらしい作品を鑑賞しても、あるいは良い人に出会えたとしても、イライラや腹立たしさに気を取られて、なにも心のなかに入ってきません。ゴミでいっぱいの部屋には、ピカピカの新しい家具が入らないのと同じことです。

おそらくみなさんにも一度や二度はそうした経験があるのではないでしょうか。

自分をネガティブにする不平不満の言葉は、口にしたところで結局なんのプラスにもならないので、思いきって捨て去ってしまうにかぎります。

ちなみに、言霊のなかでも特に強いプラスのエネルギーを持つと言われる言葉が「ありがとう」という感謝の言葉です。

ストレスを抱えて気分がすぐれないときや腹が立ったときには、あえて心から「ありがとう」の言葉をまわりの人に伝えてみてください。

強く美しいエネルギーを持つ言葉は、同じく強く美しいエネルギーを引き寄せ、その言葉を使った人だけでなく、言われた相手も元気にしてくれるはずです。

規則正しい生活がきれいな腸をつくる

規則正しい生活を送ることは腸の健康にとって非常に大切です。しかし、どうしても現代人の生活リズムは乱れがちです。その要因としては、コンビニやスーパーなどをはじめ、さまざまなサービスが24時間利用できるようになったという環境の変化も大きいと思います。生活リズムの乱れから、人間の通常の営みである、朝起きて夜寝ることさえも難しくなっている方もいます。仕事の関係でどうしても昼夜が逆転してしまう方もいるかもしれませんが、そういう方でもできる範囲でいいので以下のことを試してみてください。

●朝日を浴びる

朝起きたら、カーテンを開けて太陽の光を浴びましょう。

朝日を浴びると脳の松果体《しょうかたい》という部分に**「幸せホルモン」のセロトニンが分泌され、精神が安定**します。

また、その14〜15時間後には同じく松果体でメラトニンというホルモンが分泌されます。メラトニンには睡眠と覚醒のリズムを調整して自然な眠りを誘う作用があります。生体リズムを形成するのに欠かせないホルモンです。なので、毎日あまりよく眠れないという人は、朝日を浴びていないことが原因なのかもしれません。

遮光《しゃこう》カーテンによって、朝が来たことにも気がつかないくらい部屋が真っ暗になっていないでしょうか。

朝起きたらカーテンを全開にして朝日を部屋いっぱいに取り込み、空気を入れ替えることを習慣にしてください。ぼんやりした頭がリセットされ、気持ちもすっきりします。

●夕方以降はカフェインを摂らない

休憩時間に気分をリフレッシュするためにカフェインが入ったコーヒーや紅茶、緑茶、コーラなどを飲む人も多いかと思います。しかし、これらの飲み物は交感神経が優位になって興奮作用を起こし、夜に眠れなくなるので、できるだけ夕方以降は摂取を控えるようにしてください。

●仕事や作業の合間の休息を心がける

仕事中に休憩を取ることは、心身の健康を保つうえでとても大切です。

特にずっと同じ姿勢でいるため血流が悪くなりやすいデスクワークの人は、可能ならば1時間に5分程度の休憩を取りましょう。トイレに行ったり外の空気を吸いに行ったりして意識的にリフレッシュするようにしましょう。

長時間同じ姿勢でパソコンに向き合って画面を見つめていると、目の痛みや肩こり、だるさが生じて、作業効率にも悪影響を及ぼします。

また、仕事が終わったら完全に仕事のことを忘れ、リラックスできる趣味に没頭するなど、心身を休めることも大切です。

●気分転換をする

時には家事や仕事を忘れて、気持ちを開放することにも時間を使いましょう。近所を散歩するだけでも良い気分転換になります。公園に行ったら、樹木に触れてみるのもいいでしょう。海岸を散歩するときは、砂浜を素足で歩いてみましょう。自然に触れることで、カラダも心も癒やされます。

●毎日決められた時間に起きる

前日にどんなに寝る時間が遅かったとしても、毎日同じ時間にきっちり起きることが大切です。また、疲れているからといって、休日にいつもより数時間も多く寝てしまうのは、生体リズムに大きな影響を及ぼし、疲れやさまざまな不調になってあらわれてしまいます。まずは起床時間を決めて、それを毎日守るようにしてください。そして次のステップとして就寝時間を決めて眠りにつくことができればベストです。

●正すべき生活習慣を「リスト化」する

なによりも大切なのは、現在自分がどのような生活習慣を送っているかということです。

メモ帳などに、自分の現在の生活習慣と、変えるべきだと思うポイントを書き出してみてください。自分では気づきにくいところもあると思いますので、本書を参考にしたり、家族や友人にアドバイスを求めたりしてもいいでしょう。

その結果、きっと自分だけの**「これから改善しなければいけないポイント」**が見えてくるはずです。それらを最初からすべて実行する必要はありません。優先順位をつけて、まず一番目のポイントから実行してみてください。

そうすることで、一歩ずつ、着実に生活習慣を改善することができます。

●「規則正しい生活」にこだわりすぎない

矛盾するようですが、生活リズムを守ることにとらわれすぎると、かえってそれがストレスになって心身に悪影響を及ぼしてしまいます。

仕事や生活環境によっては実現が難しい日もあります。そんなときは「明日からまた頑張ろう」と割り切って、問題を引きずらないようにしましょう。

運動で腸をきれいにする

自家用車やバス・電車、エレベーターやエスカレーターなどの移動手段の普及、家電の充実により、私たちの生活は便利になりました。しかし、そのために現代人の生活は意識的にカラダを動かさないと運動不足になりがちです。過度な運動は活性酸素を大量に発生させてカラダの老化を促すことになるのであまり良くありませんが、運動不足もそれはそれで問題です。腸が汚れる大きな原因にもなります。

適度な運動で汗をかくことは、腸の大敵であるストレスの解消にもなります。また、便や尿から排出しきれなかった有害なミネラルをカラダの外に追い出す有効なデトックスにもなります。

ただし、短時間の激しい運動で一気にドッと汗をかくのは、体内に必要なミネラルも同時に失うことになってしまうのでおすすめできません。適度なウォーキングやランニングなどの有酸素運動でじんわり汗をかくほうが健康的です。なるべく「ゆっくり、マイペース」な運動を心がけ、それを習慣化するようにしましょう。

「運動」と聞いただけで敬遠される方がいるかもしれませんが、それほど大げさにとらえることもありません。運動の習慣と言っても、なにも特別なことをしなくてもいいのです。

- **歩くときはいつもより少し大きく手を振り、歩く速度を上げてみる**
- **最寄り駅のひとつ手前の駅で降りて、歩いてみる**
- **エレベーターやエスカレーターを使わずに階段を積極的に使う**
- **電車の中では座らずに、なるべく立って過ごす**
- **あえて坂道のあるルートを選んで歩いてみる**
- **立っているときは、つま先立ちをする**
- **買い物に行くときは、電車やバスを使わず徒歩で行く**
- **拭き掃除や庭仕事など、比較的動作の大きい家事を積極的に行う**

この程度でいいのです。普段の生活のなかでこれらを意識して行動するだけでも、筋肉の衰えを防げます。理想を言うなら、やはりじんわりと汗をかく程度の運動習慣があったほうがいいのですが、汗をかくこと自体はお風呂などでも可能です。ハードルを上げて三日坊主で終わるよりは無理なく継続できるほうを選びましょう。腸をきれいにするには、食事内容にしろ、規則正しい生活習慣にしろ「継続」が一番大切です。

お風呂でデトックス

最近では、お風呂をシャワーでサッと済ませてしまう方が多くいます。朝の寝起きならむしろ42℃くらいの熱いシャワーを浴びることで交感神経を優位にして、シャキッと目を覚ますことができるので良いと思います。しかし、夜はぬるめのお湯にゆっくりつかることをおすすめします。

39〜40℃前後のお湯でカラダをじっくり温めて副交感神経を優位にすると、その後の就寝時に心地よい安らかな睡眠を得ることができます。暑い夏場は特に「シャワーだけ」派の方が増えるかもしれませんが、夏こそ冷房でカラダが芯から冷え切っています。なので、ぜひシャワーから湯船につかる習慣に切り替えてください。

お風呂の入り方としては、できれば就寝時間の2時間前までに、39～40℃くらいのお湯で20～30分ほどじっくり半身浴をするのがおすすめです。カラダを温めるだけでなく、有害ミネラルを体外に追い出してくれる「しっとり汗」が出てきます。それに加えて、汗腺の機能も活発になり、よい汗をかきやすい体質に近づきます。

反対に42℃くらいのお湯だと、心臓に負担がかかるので注意してください。一気に大量の汗をかくことになるのでデトックス効果もいまひとつです。

同じようにサウナを利用する場合でも、低温サウナでじっくりとカラダを温めるようにしましょう。熱すぎて5分といられないような高温サウナは、かえってカラダに負担がかかり、疲労がどっと蓄積されるので、おすすめできません。こちらも一気に大量の汗をかくことになるのでデトックス効果はイマイチです。

ちなみに、体内の有害ミネラルは、次の図のような割合で体外に排出されます。

「汗はたった3％なのか」と思われるかもしれませんが、先ほども述べた通り、便や尿から排出しきれなかった有害ミネラルを外に追い出すことができるので、あなどるべからず。一方、便の排泄を司る腸のデトックス能力のすごさもおわかりいただけたかと思います。

有害ミネラルの排出の割合

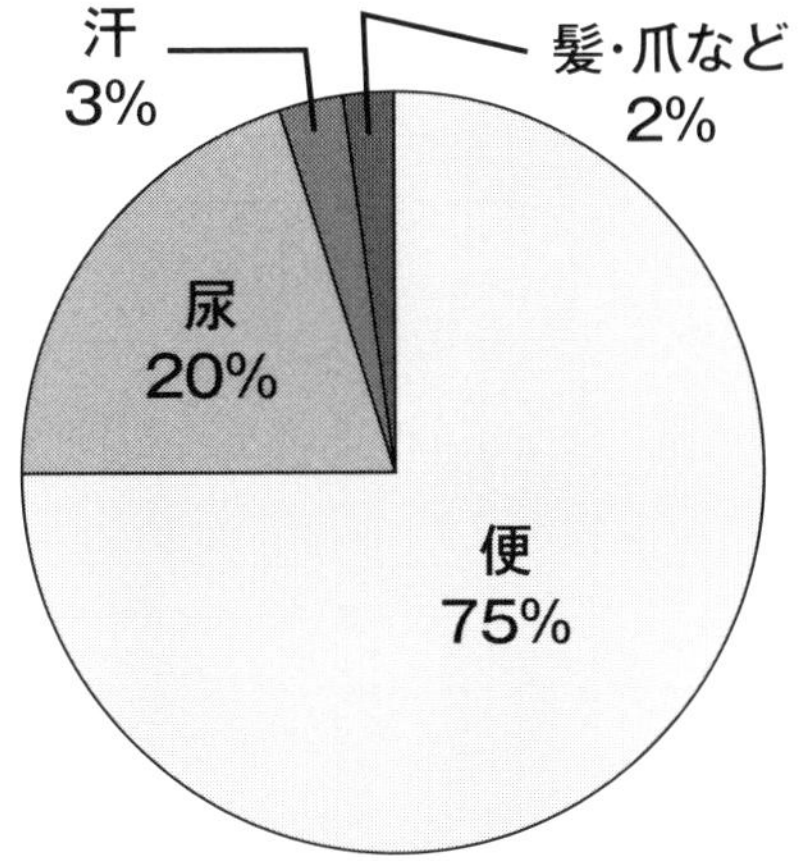

私たちのカラダは、腸をはじめとする組織が十分に機能していれば、多少有害なものが体内に入ってきてもしっかりと排除することができるということです。

良質な睡眠を得るために

「寝る子は育つ」の言葉通り、健全なカラダをつくるうえで睡眠は欠かせません。腸をきれいにするためにも**良質な睡眠**が必要です。

睡眠時には、眠っているときにのみ生成される成長ホルモンが分泌され、代謝を良くしたり、筋肉を増強したり、体温の恒常性を保ったりしてくれます。私たちのカラダのデトックスやメンテナンスを行うための大切な時間なのです。また、脳は眠りによってリセットされ、ストレスからも解放されます。しかし、睡眠不足になったり、睡眠の質が悪かったりすると、そうしたすばらしい機能も低下してしまいます。

心身をリラックスさせて質の良い睡眠を得るためには、次のことを試してみてください。自分に合ったやり方を組み合わせて、毎日の入眠の儀式にすることをおすすめします。

●消化に良いものを食べる
●夕食は寝る2～3時間前までに終わらせる
●寝酒をしない
●布団に入る2時間前までにぬるめのお風呂に入る
●夜のお風呂は39～40℃のぬるめのお湯で20～30分程度の半身浴をする
●寝る直前の1時間はパソコン、スマホ等の使用を控え、照明を落として部屋を暗くする
●カモミール、ベルガモット、ラベンダーなどリラックス効果のあるアロマを寝室で焚《た》く
●静かなクラシック音楽など、耳に心地よく自然に眠りに誘われる音楽を流す

●寝る前に布団の上であぐらをかき、目を閉じてゆっくり深呼吸し、5分間瞑想する

●布団に入る前にストレッチをする

一日に必要な睡眠時間は、年齢や体質、その日の疲れ具合などで大きく異なります。平均的な睡眠時間は成人でおよそ6〜7・5時間と言われますが、あくまで参考程度にとどめ、自分に必要な睡眠時間を維持しましょう。

ただし、夜の22時から深夜2時くらいにかけては、カラダに必要な各種ホルモンが分泌される時間帯なので、この時間には眠りについているようにしたいものです。

22時に眠りにつくのは、現代人にとってはなかなか難しいことかもしれませんが、生体リズムを整えて基礎代謝を高めるためにも、少なくとも日付が変わらないうちには布団に入るようにしてください。

その際、眠る直前まで明るい照明をつけていたり、パソコンの画面を見ていたり、布団のなかでスマートフォンを眺めたりするのはやめましょう。目と脳が刺激されて、寝つきの悪さの原因になります。

「ワイン1杯だけなら……」と寝酒を習慣にしている人もいるかもしれませんが、最近発

表された研究結果によると、アルコール摂取直後に寝ると睡眠を妨げる脳波が出ることが確認され、昼間のイライラや頭痛などに関連するとも言われています。ごくたまに少量をたしなむ程度ならよいのですが、普段は控えたほうがいいでしょう。

快適な眠りのためには、布団・枕などの寝具にも気を配りましょう。朝起きたときに腰の痛みを感じるときには、マットレスを買い替えたほうがいいかもしれません。肩こりや首の痛みを感じるときは、枕の具合をチェックして高さを調整します。睡眠中にじっとり汗をかいたり、肌寒さを感じたりするようなら、肌着やパジャマを見直して体温調節します。

腸をきれいにするファスティング（断食）にチャレンジ

ここで数あるデトックス法のなかでも、実行するのが難しい反面、見返りとして絶大な効果を発揮するものをみなさんにご紹介しておきたいと思います。

それは**「断食」**です。

現代風に言うなら**「ファスティング」**ですね。健康長寿や若返りの健康法としても近年注目を集めているので、すでにご存じの方も多いかもしれません。

ファスティングをやる前には、ファスティングの目的をしっかり理解しておくことも大切です。ファスティングをやることによって得られる「見返り」の大きさを理解できれば、それがそのまま空腹に耐えるためのモチベーションにつながります。

では、そもそもなぜ「食べない」ことがカラダに良いのでしょうか。

ひと言でいうと「内臓を休ませることで、デトックス機能が活性化する」からです。

普段私たちは胃や腸で食べ物を消化・吸収し、肝臓で栄養素の分解・合成を行うなど、内臓を動かすのに、たくさんのエネルギーを費やしています。食べすぎたり、肉などの消化に悪いものを食べたりすると、「消化」だけでエネルギーの多くを消費してしまい、その他の大切な機能が低下してしまうのです。胃や腸など消化に関連する特定の臓器だけを酷使することになり、分解や廃棄、壊れた細胞の修復などの処理が追い付かなくなり、腸内や血液が汚れ、さまざまな病気を招いてしまいます。

逆に、食べなければ内臓は消化にエネルギーを費やさなくて済むので、デトックスなど他の活動に余ったエネルギーを費やすことができます。その結果、カラダに良いさまざまな効用が得られるのです。ちなみに、動物は具合が悪くなると、食べ物を一切受け付けなくなります。「空腹」が回復力を高めることを本能的に知っているのです。

最近の研究では次のような断食の効用が明らかになっています。

- **病んでいる組織を分解・修復する**
- **余分で害をなす物質（高コレステロール・高血糖・中性脂肪などの体内生活ゴミ）を分解し、カロリーとして消費する**
- **有害重金属や農薬、添加物などを排泄する**
- **免疫力を上げる**
- **胃腸が縮小し、少食の習慣が定着する**
- **細胞が若返り、長寿遺伝子が働きはじめる**
- **脂肪が分解されることで悪玉ホルモンが減り、善玉ホルモンが増える**
- **オートファジー（自己貪食）作用で、がんやポリープを分解する**

では、さっそく具体的なやり方を紹介していきましょう。

スケジュールは1週間です。

なお、健康面に不安のある方は主治医の指導のもとに行ってください。透析治療中で水分制限のある方などはNGです。

また、くれぐれも無理はしないようお願いします。

「無理」の度合いについては個人差があるため、医師の指示や判断も大事ですが、やはり本人の「体感」が大事です。

【ウォーミングアップ期】（3日間）

最初の3日間はウォーミングアップ期です。

快便を促す大腸デトックスを意識します。水溶性食物繊維の多い食事（納豆、根菜類など）を食べるようにします。肉類は消化に悪いので食べないようにしましょう。その他、内臓に負担がかかるものも避けてください（アルコール・タバコなども）。細胞や腸内に必要な油を補うため、一日大さじ1～2の亜麻仁油を摂取します。

食べる量に関しては、初日が普通の量、2日目は、70％の量、3日目は、50％の量と徐々に減らしていきます。

ウォーミングアップ期からデトックス期までは100%果汁のリンゴジュースまたはグレープフルーツジュース、ニンジンを含むさまざまな野菜・果物を入れたジュースを毎日飲みます。

どのジュースにするかはその日の気分やお好みで選んでいただいてかまわないのですが、ミキサーにかけて細かくしたものではなく、ジューサーでつくったジュース（水分のみがジュースとして残ったもの）を飲むようにしてください。

通常ならミキサーのほうが繊維質も含めて植物の栄養素をまるごといただけるのでおすすめなのですが、ファスティングの目的を踏まえると、消化に負担のかかる固形物をカラダに入れないことが重要です。

ただし、ジューサーのなかには高速回転により熱を発して植物のビタミン等を壊してしまうものもあるので、温度の上がらない低速回転のものを使うようにしましょう。

ジュースは手づくりするほうが確実ですが、市販のものを飲む場合は、濃縮還元でないもの、酸化防止剤等が入っていない新鮮なものを飲むようにしましょう。

新鮮なジュースにたくさん含まれている植物酵素には、肝臓などの臓器を柔らかくする働きがあるので、ファスティングのデトックス効果を高めてくれます。グレープフルーツに多く含まれるクエン酸にも同様の働きがあります。

ジュースをホットで飲む方はあまりいないと思いますが、食べ物に含まれる酵素は50℃以上で壊れてしまうので、温めてはいけません。かといって、冷えた飲み物だとカラダを冷やしてしまうので、体温に近い温度が一番望ましいのです（おいしくないと続かないでしょうから、ほどほどに）。

ジュースは朝500ミリリットル、残りの500ミリリットルは昼と夜に分けて摂取します。食べ物は時間が経つほど酸化し、酵素が失われていくので、手づくりジュースの場合は、つくったあとはできるだけすぐに飲むようにしてください。

ジュース以外の水分摂取は、常時、水の代わりにこうじ水を飲むようにします。一日合計1000ミリリットルくらいが目安です。

【デトックス期】（2日間）

デトックス期の2日間は、消化にエネルギーを費やさないよう、固形物を一切食べません。口にするのはウォーミングアップ期と同様の100％ジュースのみです。

ジュースは一日500ミリリットルを朝・昼・夜など数回に分けて摂取、それ以外の水分はすべてこうじ水で補います。

目安は1日1000ミリリットルから2000ミリリットル以上です。

水の代わりにこうじ水を摂取することで、必要な微量栄養素を補い、こうじ菌の代謝物が免疫細胞に良い影響を及ぼします（消化にエネルギーもかかりません）。

普段の生活で過多なカロリー摂取に慣れていると、過剰に空腹感を感じることがあります。血糖値が足りない、ミネラルが不足している、と感じたときは、果物ジュースやファスティング用の特製スープ（次ページのレシピ参照）、岩塩などの他のミネラルを含んだ塩分を少量摂取するようにしてください。

1日500カロリーくらいとっていれば基本的に健康上の問題はありません。

ウォーミングアップ期・デトックス期には、コーヒーや緑茶などのカフェインが入ったものは飲まないようにしましょう。飲酒・喫煙等も避けてください。

運動は、軽いウォーキング程度ならオッケーです。

ハードな運動はどうしてもカロリーが不足してバテやすくなってしまうので、デトックス期にはひかえてください。

ファスティング用特製スープ

コンセプト	食材や調味料は可能な限り、無添加の物を用いることで、肝臓に負担をかけないようにします。 消化系に負担をかけずに必要な栄養を効率よく補給し、体力、免疫力の向上を図ります。 鶏もも肉のスープは良質の動物性脂肪分やコラーゲンを豊富に含み、細胞の再生に必要な脂質を効率よく摂取できます。
ご注意	＊スープのみをお召し上がりください。 （鶏肉やナツメ、クコの実等は召し上がらないでください）

レシピ

（食材）	（数量）
●鶏もも肉	1本
●クコの実（無添加）	30～40個
●ナツメ（無添加）	5～6個
●ショウガ	4～5スライス
●ニンニク	2～3スライス
●塩（天然）	少々
●コショウ（天然）	少々

●大きめの鍋に天然水（ミネラルウォーター）を1リットル入れ、鶏もも肉等の食材を全て入れて中火でじっくり煮込みます（30～40分）。

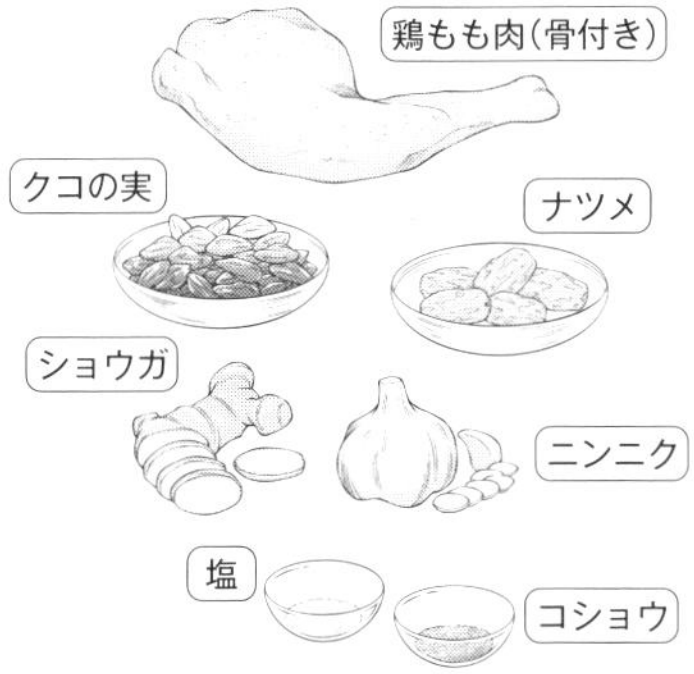
鶏もも肉（骨付き）
クコの実
ナツメ
ショウガ
ニンニク
塩
コショウ

目的	●体力の向上　●免疫力の向上　●細胞代謝に必要な脂肪の供給 ●血流改善　●カラダを温める　●抗酸化（活性酸素の除去）

成分表

食材	栄養素・特徴
鶏もも肉（骨付き）	良質の動物性脂肪分と豊富なコラーゲンを含み、細胞膜などの成分を補給
ナツメ	パントテン酸を豊富に含み、エネルギー代謝・さまざまな酵素の合成を促進する
クコの実	血管や皮膚などを強くする免疫強化力、抗酸化力に必要とされるビタミンCがオレンジの500倍、その他ミネラル100種以上含有
ショウガ	ファイトケミカルの一種のジンゲロールを含み、血管を拡張させ身体の末端まで熱が行き渡るように改善する。免疫力向上
ニンニク	アリシンを含有し、ビタミンB1の吸収を促進し血液をサラサラにする。活性酸素を除去、疲労回復など
コショウ	ピペリンを含有し、代謝促進、胃腸の調子を整える。カリウム、鉄分を豊富に含み、貧血を予防する
塩	

【復食期】（2日間）

復食期の2日間では、休んでいた内臓が徐々に固形物を受け入れられるように準備をします。

復食期の朝食は特製スープ、昼食・夕食は特製スープと十分におかゆ状にした少量の米です。復食期1日目の最初に口にするおかゆは十分に軟らかくしてください。そして、1日目、2日目と徐々におかゆの量を増やしていきます。

できれば、2日目のおかゆからは、おかゆの米と玄米の割合を1：1ぐらいになるようにしてください。

玄米などに豊富に含まれる食物繊維は、腸内細菌の餌になるうえ、腸内のデトックスを促し、便のカサ（量）を増やすので、ぜひおかゆに入れたいところです。

しかし、ファスティング期を終えたばかりのカラダには多少刺激が強いため、玄米は2日目のおかゆから入れるようにしてください（玄米をおかゆにするにはよく煮る必要があります）。

また、2日目からは特製スープの中に、ニンジンやダイコンなど胃腸に負担をかけない野菜を入れていきます。野菜は消化しやすいように、しっかり軟らかくなるまで火を通してください。

復食期を終えたあとの食事は、これまで本書で紹介してきたような、健康に気遣った食事を心がけましょう。復食期を終えたばかりの食事は、ご飯なども最初は軟らかめのものからスタートし、徐々に通常の食事に戻していってください。

食事の量が少ないとカラダは体内に入ってきた栄養を十分に吸収しようとします。そのため、プログラム期間中に口にする野菜や果物は、できるだけ無添加・無農薬で新鮮なものを選んでください。

野菜・果物ジュースも、無添加物・無農薬あるいは濃縮還元ではない新鮮なものをしぼりたてに近い状態で飲むようにしましょう。

ここで紹介したのは1週間のプログラムですが、1日ぐらいしか頑張れそうにないという方は「プチ断食」としてファスティング期のプログラムだけでも実践してみてください。それだけでも十分に健康上の効果が期待できます。

ただし、プチ断食でも復食の際には胃腸に負担をかけないような食事を心がけてください。

笑う門には福来たる

最後に最も簡単で優れた健康法をご紹介しましょう。

それは、笑うことです。**「笑い」には優れた効能**があります。

日常生活でいつも笑顔を心がけることで見た目が好印象になる、人間関係が円滑になる、というだけではありません。健康や美容の面でも、さまざまな効能が得られるのです。

●快楽物質エンドルフィンの分泌

笑うことで気分を落ち着かせる働きのある副交感神経が優位になります。すると、神経伝達物質のエンドルフィンが脳内で活発に分泌され、痛みやストレスが軽減され、ポジティブで晴れやかな気持ちになります。エンドルフィンは「脳内麻薬(脳内モルヒネ)」とも「快楽物質」とも呼ばれ、気分が高揚し、多幸感を得る効果がある物質として知られています。

何度も言うように、ストレスの軽減は腸の健康対策としてとても重要です。

●NK細胞が活性化

笑うことで、がん細胞を攻撃するNK細胞（ナチュラルキラー細胞）が活性化して免疫力がアップし、がんをはじめとするさまざまな病気の予防になると言われています。

●美容効果

笑顔をつくることで第一印象がパッと明るくなり、顔の筋肉が鍛えられるので顔の輪郭がすっきりします。

「笑顔になるような出来事が身のまわりでなかなか起きない」「人とも会わないし、日常生活でそれほど笑う機会がない」という方もいらっしゃるかもしれませんが、まったく問題ありません。これらの「笑顔効果」はつくり笑いでも得ることができるのです。

私たちの脳には**「笑う＝楽しい」という回路**がインプットされています。そのため、たとえつくり笑いでも脳が「楽しい」と錯覚し、本当の笑顔のときと同じようにエンドルフィンが分泌され、NK細胞が活性化するというわけです。そして、精神を安定させ、幸福な気分へと導いてくれます。まさに**「笑う門には福来たる」**。幸せだから笑うのではなく、笑うから幸せになれるというわけですね。つらいとき、だるいときほどなかなか笑えないものですが、そんなときこそつくり笑いでもいいので、あえて笑顔でいましょう。

そうすることで私たちはおのずと**「ハッピーな自分」**になることができるのです。

星子尚美（ほしこ なおみ）

星子クリニック院長・医学博士。

昭和31年生まれ。昭和57年、東京女子医科大学医学部卒業。昭和63年、熊本大学医学部大学院修了。医学博士号取得。放射線科専門医取得。平成5年、産業医取得。平成11年、健康スポーツ医取得。平成18年、日本臨床抗老化医学会認定医取得。アロマコーディネーターライセンス取得。米国ISNF公式認定サプリメントアドバイザー取得。平成21年、キレーション点滴専門医取得。ビタミンミネラルアドバイザー取得。高濃度ビタミンC点滴療法専門医取得。アンチエイジング統合医療認定医取得。平成26年、東久邇宮国際文化褒賞授賞（予防医学に貢献した等）。アーユルヴェーダハーブ専門医取得。

大病を患い2回も九死に一生を得たことから、医師として自分が知り得た知識を伝えることが使命と考え、正しい医療とは何かを探求する。全人的医療を目指した自由診療のみの代替医療のクリニックを開業。がん、生活習慣病などの難病に苦しむ患者の治療と予防医療を行っている。食事療法をはじめとし、腸内洗浄や便移植などの最先端医療を駆使し、患者に優しい、カラダに優しい検査治療を行う。一般的な病院やクリニックとは一線を画すスタイルで治療を行っている。

著書に『「平熱37℃」で病気知らずの体をつくる』（幻冬舎）、『病気がどんどんよくなる「腸のお掃除」のやり方―「食べる水素」で腸をキレイに保つ』（ナショナル出版）など。

腸《ちょう》のことだけ考《かんが》える

2020年4月15日　初版発行

装　丁　木村慎二郎
構　成　吉田渉吾
イラスト　瀬芹つくね
校　正　大熊真一（編集室 ロスタイム）
編　集　川本悟史（ワニブックス）

発行者　横内正昭
編集人　岩尾雅彦
発行所　株式会社 ワニブックス
〒150-8482
東京都渋谷区恵比寿4-4-9 えびす大黑ビル
電話　03-5449-2711（代表）
03-5449-2716（編集部）
ワニブックスHP　http://www.wani.co.jp/
WANI BOOKOUT　http://www.wanibookout.com/
WANI BOOKS NewsCrunch　https://wanibooks-newscrunch.com/

印刷所　株式会社 光邦
DTP　アクアスピリット
製本所　ナショナル製本

ISBN 978-4-8470-9900-7